體質調理飲食法

中醫的日搭餐
黃金比例吃出平衡好健康

祛濕、排寒、降火到補氣，解救108種困擾症狀，
人人都能輕鬆自我調養。

U0060733

作者——香港著名中醫博士、營養師 林家揚

作者序

根據體質吃，才是真健康食療

你每天都吃大量生菜沙拉、完全不吃肉，大家流行什麼食物就買，香蕉、蜂蜜檸檬水和堅果通通來，但是問問你的身體，每天起床精神充沛、睡眠安穩、心情穩定嗎？你真的是「真健康」的人嗎？

身體健康的人看起來絕對是目光明亮、行動靈敏、睡眠正常、心情愉悅，其實就是指身體內部陰陽平衡、氣血充沛。這樣的體質可以靠自己養成嗎？

體質受先天及後天各種因素影響，包括父母的體質、懷孕和生育的過程、精神狀態、生活環境等等。與此同時，自然界的變化也不斷影響著人體。中醫學十分重視整體觀念，食療養生必須配合「時令」和「節氣」，順應四季，不時不食，並根據體質差異，選擇、配搭性味和功效合適的食物，才可以增強體質和防治疾病。

大部分的人都是貪圖方便的健康知識

我曾經在香港 TVB 健康台主持「每日一穴」、「大開中門」、「醫食同源」等健康節目，當時就發現很多人聽到流行的一種蔬菜或藥材就瘋狂地吃，希望把食物當作仙丹，追求最方便的養生方法；也有人依照現代營養學的飲食原則，多吃蔬果，少吃肉類，低糖少油少鹽，或是選擇傳統醫學的藥膳和食療方法。但是我們經常發現，他們雖花了很多時間和心血，卻未能收到預期的療效，相反地，體質出現變化，使身體感到不適，甚至誘發新的疾病。這是為甚麼呢？

108項辨症看出你的體質

我因此開始進行大量文獻檢索，結合多年的臨床實踐和研究經驗作出總結分享，希望讓讀者明白食療養生方法絕不是盲目使用湯水和偏方。中醫學本身絕對是精密的醫學理論，對食物功效和性味的記載有數千年歷史，理論體系已十分成熟和完善。

其中，辨證（辨別體質）是所有治療和養生方法的基礎，不同體質的人士須配合不同的食療方法和食材使用原則。

故此，我設計了獨特的「九型體質量表」和「九型體質解讀」，使讀者能分析個人體格，加深對自我體質的認識。同時，深入淺出地把中國流傳千百年以來的食物文獻記載歸納總結，並建立「九型體質烹調圖表」，以及如何結合現代營養學的知識，讓讀者可以配合並根據需要選擇合適食材，簡簡單單地得到全面的食療養生方法。

「虛宜補，盛該洩」針對身體個別差異進行：一天正確的食物寒熱比才是提升癒防力

一種食物對個人體質差異到底有多大的影響？乾脆全吃溫補的食物不就好了？

其實，溫補若沒有小寒潤燥的食物來平衡，時間長了，身體只會「上火」；這就是體質差異所會面對的各種變化，最正確的方式就是要測出自己真正的體質。

李小姐在九型體質檢測下發現自己是血虛型。也就是血液不足，根據食物建議表在一天三餐 (分為 10 等份) 的食物中，食物的性味比例應該是「寒 1：平 7：熱 2」，用餐前她就可以根據書上所附 800 種食物表，任意組合吃的食物就可以，當她在外應酬聚餐時，就不會因為飲食不節制而吃出問題。

首創結合烹調法：煮錯方式也會生病

當你感冒咳嗽的時候，常常胃口不佳，想乾脆煮一鍋白粥吃，沒想到一吃完竟然咳得更厲害，原因竟然是在煮粥時攪動粥品（使不黏鍋）的過程中，「風」進入了粥內（就是中醫所說的風邪），身體健康的人吃沒事，風寒咳嗽的人吃了卻會咳得更厲害，這就是連烹調都會影響食物對人體的結果，因為「烹調法」也會改變食物的本質，煮錯就生病。

我也在書中建立各種體質人士適合與應避免的烹調方法，就算是大家都談之色變的油炸法，適當使用也對某些體質確有幫助。

飲食的健康基礎：個人化的飲食計畫=辨別體質+食物配合

從古至今，無論是傳統中醫學還是現代營養學，都闡明食物具有促進生長發育、增強體質、預防疾病的作用，但兩者的描述和表達方式存在差異。中醫和西醫對食物預防疾病的功能絕對是有志一同，但是在食物對疾病的療效中，卻只有中醫說明緣由，例如：《內經》清楚解釋了中藥與食物的相同與差異，食物的副作用小，而藥物的副作用大，食物和藥物同樣能夠防治疾病。

營養是甚麼：融合中醫和西醫論述

傳統中醫學對食物的屬性及功效有詳細記載，要求食物種類均衡，但欠缺具體分量和比例的方案；現代營養學則著重食物種類及分量的均衡比例，並對食物中的營養素有詳細的分析研究，卻沒有考慮食物性味和如何配合個體體質需要。到目前為止，仍未有文獻及書籍將兩者理論融合操作使用。

而我從中醫學到西醫的營養學，就是希望能利用食物進行治療， 結合現代營養學主張的認為「膳食指南」和「健康飲食金字塔」（以五穀類為主，並多吃蔬菜及瓜果，進食適量的肉類、蛋類、豆品類、奶品和鈣類食物，減少鹽、油、糖分），計算食物的能量和營養成分，修補身體組織和保持健康。

(掌握食物的特點是進行食療養生的基礎和關鍵。但由於很多人的體質都是複雜而呈多向性，本書內容僅供參考，建議配合中醫師的專業診斷意見。)

林家揚

目錄

第2章 九型體質檢測量表

體質測量

第3章 九型體質解讀與正確食療法

比例食療法→烹調法→現代營養學注意配合

第4章 診療室

第5章 800種食物

第6章 藥食同源進階健康觀

四性五味、歸經與病理的關係

第7章 食療問答教室

Q&A

本書使用捷徑

★★ 馬上調理活用

步驟 1　先勾選：第二章 自我查驗體質 。

步驟 2　仔細讀：第三章運用九型體質解讀，了解個人體質形成原因與症狀。

步驟 3　背起來：第三章根據體格找到對應的「比例食療法」。

步驟 4　先修補：第三章「好補食物」+「選對烹調法」，緊急補救你的體質。

步驟 5　外食用：第五章食物表挑選你可以吃的東西。

★★★★ 深入研究中醫原理

步驟 1　學習：第一章

步驟 2　了解：第一章注意消化與吸收系統差 ，會引起慢性病、沮喪感。

步驟 3　分享：第四章 「診療室」，10個吃錯食物的病例分享。

步驟 4　深入：第六章 「藥食同源的健康觀」。

步驟 5　出發：附錄 採購與保存。

第 1 章

食療要有效
必學知識

體質、氣血與飲食的互補關係

01 形成「體質」的原因

現代人對於吃愈來愈講究，有許多人看了坊間一些保健養生書、減肥食譜等，一味的跟著食譜書的內容吃喝，卻不了解自己的體格，一路吃錯，長久下來，身體變成處在「營養不良」的情況下，有些人甚至吃壞了身體，不但健康離自己愈來愈遠，還有些人愈減愈胖。但健康的飲食仍舊是我們最大的課題之一。現今，搭配時節、強調食材原味的料理很多，但是，如果不配合自己的體格、正確的烹調方式，就算吃得再講究，也無法獲得健康。

中醫學認為，只有合理的飲食，脾胃運化功能正常，才能化生[1]精微，也就是轉化成人體必需的有益成分，充養形體氣血、臟腑筋脈和四肢骨骼，使身體與精神都俱備。

健康的人胃口旺盛、飲食有味、情緒樂觀、體格健壯、肌肉豐滿、動作靈敏、面色紅潤、表情自然、目光明亮、語言清晰、神采飛揚。相反地，若不健康就會出現食慾不振、脘腹脹滿、飲食失常、情緒低落、精神萎靡、身體衰弱等症狀。

正確合理飲食，具有調補體內不平衡的功效

一個人的生長、健康、壽命確實受到先天和後天兩個方面影響：

❶ 先天條件：是指腎氣、腎精，與父母體質、懷孕及生育過程等密切相關。

❷ 後天條件：是指脾胃情況，與居住的地方、精神狀態、生活環境、社會文化和飲食習慣等有關。

飲食營養對於促進人體的生長發育和長壽，有積極的作用。

脾胃受納水穀之氣（飲食的營養），充養身體，同時滋養先天腎精。例如，在小兒生長發育時期，如果餵養不當、飲食不節，就會造成疳證[2]，很大的程度上相當於營養不良，影響生長發育；在中老年期，如果不注意飲食調節，也會導致氣血不足、臟腑失養，甚至造成疾病，影響壽命。

1 **化生**：metaplasia，指一種已分化組織轉變為另一種分化組織的過程。

2 **疳證**：疳，在中醫學裡，十六歲以下的疾病稱為疳。疳證，指因為長期慢性疾病而引起的疾病表徵，像是面黃肌瘦、毛髮稀疏、精神萎靡等，多發生在五歲以下幼童。

1-1 健康的2大標準 好氣色＋好精力

飲食與人體氣血的關係非常密切。人家說氣色好不好，皮膚有沒有光澤，與人體的氣血狀態有莫大關係，就是因為氣血是維持人體生命和生理活動的基本物質，氣血的生成與飲食的關係非常密切，因其來源主要靠飲食營養的「化生」，也就是說，飲食中的營養從一種已分化組織轉變為另一種分化組織，以便身體的細胞可以吸收運用。

當飲食轉化之後，會變成「血液」和「氣」，血液負責輸送養分，通行到身體各處，為全身各臟腑組織的功能活動提供營養，而氣是構成人體和維持生命活動的最基本物質，具有維持人體運作的重要功能。豐富的營氣和津液，組成人體血液好的品質，身體才會健美。

「好氣色」就是血液品質好

現代中醫的研究更進一步認為：人體的血，主要由「營氣」和「津液」所組成。營氣和津液均來自水穀精微，經由脾胃轉化，將吃入的飲食營養運化生成。

營氣是指存在血液中的氣，同樣有滋養經絡、四肢的功能。

津液是指由飲食精純微小的部分（精微），即類似現代醫學所講的食糜和營養素，透過脾、胃等臟腑共同作用後，所化生的物質，泛指人體內的一切水液，像是唾液、腸液和汗液等。

飲食營養的優劣和脾胃運作功能的強弱，直接影響著血液的化生。長期飲食營養攝入不足，或飲食習慣不良、不定時、不定量，使脾胃運化功能失調，均會導致血液生成不足，或循行失常，而形成「血虛」、「血瘀」的病理變化。

「四氣」運行順暢，才有好精力

人體的氣有三個來源：一是稟受於父母的先天精氣，二是來自於飲食營養的水穀精氣，三是來自於自然界的清氣（即空氣），它們共同在人體內構成元氣、宗氣、營氣、衛氣，並發揮作用，維持人體的生命和生理活動，以下就是這四氣在人體內掌管的。

❶ **元氣**：人體生命的原動力，維持生命活動的最基本物質，人體元氣的盛衰取決於脾胃功能的好壞，是**人體生長和發育的重要元素。**

❷ **宗氣**：是由肺所吸入的氣和飲食消化而來的，對呼吸、運動和血液循行具有推動作用，**凡是身體需要運用到力量發出的氣，如呼吸、說話等**，都是屬於宗氣的範圍。

❸ **營氣**：是人體中具有許多營養的一種氣，與血一起在身體各部位運行，**具有生成血液的重要功能。**

❹ **衛氣**：具有活動力強、運行迅速的特色，是人體表面的氣，**具有維持體表溫度、抵抗風寒等作用。**

1-2 透過九型體質檢測，找出身體的「缺」或「過剩」

經過多年研究後，我總結出中西醫結合的「食物天秤」概念，並突出中醫辨證（體質）理論和食物性味的特點，一方面以臨床上常見的九種體質型格作基礎，建議並提供配合體質的烹調方法和飲食方案建議，另一方面提供營養學與中醫學結合使用的方法，讓大家達到全面健康飲食的藍圖，養出好氣色。

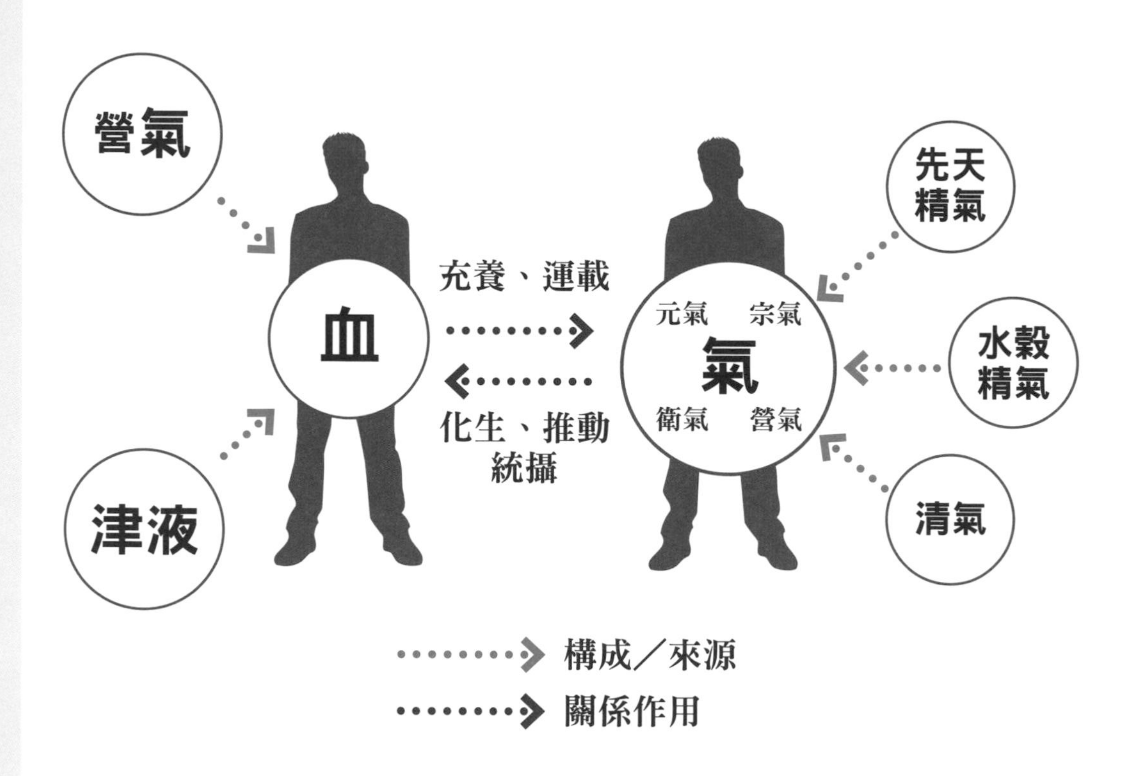

「血液」表現出來的生理與病理現象

血的生理	• 血在脈中循行，內至臟腑，外達皮肉筋骨，全身各臟腑、經絡、筋骨、皮肉，都依賴血的濡養以發揮功能。 • 當血液充足豐盈時，在運行的過程中滋養全身，維持生命和生理活動。
血的病理	當「血虛」不能充養全身，就會出現不同的症狀：比如頭昏眼花、臉色不佳或萎黃、毛髮枯槁、肌膚乾燥、肢體麻木、活動不靈、健忘多夢、精神恍惚、心悸怔忡、小兒生長發育異常或遲緩等。

人體各種氣的功能（中醫專用詞）

元氣	• 以腎所藏的精氣為主，既依賴於腎中精氣化生，又賴後天水穀精氣的培育，其盛衰與脾胃運化水穀精氣的功能密切相關 • 推動人體的生長和發育，溫煦、激發和興旺各個臟腑、經絡等組織器官的生理活動，使機體強健少病
宗氣	• 積於胸中之氣，稱為「氣海」，又稱「膻中」 • 肺從自然界所吸入的精氣和脾胃從飲食物中運化而生成的水穀精氣相互結合而成，故飲食營養的吸收，直接影響著宗氣的旺盛與衰少 • 有息到以行呼吸：凡語言、聲音、呼吸的強弱，都與宗氣的盛衰有關 • 貫心脈以行氣血：凡氣血的運行、肢體的寒溫和活動能力、視聽的感覺能力、心搏的強弱及其節律等，皆與宗氣的盛衰有關
營氣	• 與血共行於脈中之氣 • 因富於營養，故又名「榮氣」 • 與衛氣相對而言，屬於陰，故又稱為「營陰」 • 主要來自脾胃運化的水穀精微 • 具營養和化生血液的功能，有充養臟腑經絡、四肢百骸的作用
衛氣	• 運行於脈外之氣 • 衛氣與營氣相對而言，屬於陽，故又稱「衛陽」 • 以水穀精氣為主要生成來源，其活動力強，流行迅速 • 能護衛肌表，防禦外邪侵襲 • 溫養臟腑、肌肉、皮膚、毛髮 • 調節腠理[3]的開合、汗液的排泄，維持體溫的恆定，保護機體的健康

3 **腠理**：泛指皮膚、肌肉、臟腑的紋理，以及皮膚和肌肉間隙交接處的結締組織。

02 食療功效第一關：看體質與食物特性搭配

中醫學不只強調個人體質，也認為自然界的變化會不斷影響著人體。因此，食療養生必須配合「四時」、「節氣」和「體質」，順應四季，不到對的時節就不吃那樣的食物，並根據體質差異，選擇和搭配性味和功效合適的食物，才可以增強體質和防治疾病。

2-1 不是少油、少鹽、多蔬果就健康，須配合體質、四時與節氣

我在臨床上碰到很多患者渴望透過不同的飲食方法得到健康，有人依照現代營養學的飲食原則，多吃蔬果，少吃肉類，低糖少油少鹽，也有人選擇傳統醫學的藥膳和食療方法。但是，他們雖花了很多時間和心血，卻未能收到預期的療效，相反地，體質出現變化，使身體感到不適，甚至誘發新的疾病，這是為什麼呢？

病例一 高纖低脂卻胃脹夜尿頻繁——都是大量「涼性」的蔬果造成

曾經有一位五十多歲的男性患者求診，他的胃脘部經常脹痛，而且已經

不適好幾個月，近一個月更併發有夜尿頻多，腰痛酸軟的問題。

問診時，患者說在身體檢查時發現血脂異常，營養師為他設計一份高纖低脂的營養食譜。原來，這半年來，他每天吃大量寒涼的蔬果，導致寒邪損傷脾腎之陽氣，引起更多不適症狀。

病例二 偏方養生——結果養出高脂、高膽固醇

另一位同樣是血脂異常的患者，則自行選擇藥膳幫助自己。這位患者時常腰酸疲勞乏力，證屬腎虛。他說過往血脂是正常的，但因得到一條補腎食療偏方「巴戟杜仲燉豬腎」，並按要求每週服用 2 至 3 次。進行食療約三個月後，在公司年度的體檢中發現三酸甘油酯和膽固醇嚴重超出標準，須即時服用西藥降膽固醇。其實，豬腎的膽固醇含量偏高，長期食用恐引起血脂增高，加上患者欠缺運動，誘發血脂異常升高。

結合中西醫學雙方觀點，才能透過食療有效的養生與防病

由上述兩個病例可知，中西醫學必須結合雙方優勢，互補不足。在現代營養學對食物成分分析和飲食原則的基礎上，配合傳統醫學的理論，注意食物的性味、功效和宜忌，順應節氣，再根據體質的特點進行合理的配搭，才能避免盲點和誤區，有效透過食物養生防病和輔助治療。

2-2 食物四性與五味搭配正確

中醫飲食養生十分重視食物的配搭，《素問》：「五穀為養，五果為助，五畜為益，五菜為充，氣味合而服之，以補益精氣。」說明食物種類和食物性味均衡的重要性，直至現在仍具有十分重要的指導作用，因為單一食品不能滿足人體對所有營養素的需要。

此外，食物五味的搭配也很重要，辛、甘、酸、苦、鹹不可偏。例如**辛味和甘味食物合用可以化升陽氣，甘味和酸味食物組合能化生陰津**，五味調配可達到不同效果，正確的比例不但對於人的五臟、氣血等有益，而且對病理狀態也有治療作用。

食物的四性

食物的四性是經過數千年來的實踐與應用，由歷代一家根據食物和藥物對人體所產生的作用與反應總結出來的，包括「寒、涼、溫、熱」四種屬性，性質平和、也就是寒涼或溫熱程度不明顯的食物，就被歸類成「平性」：

❶ 寒、涼：能減輕或消除熱證的食物屬性。

❷ 平：性質平和的食物。

❸ 溫、熱：能減輕或消除寒證的食物屬性。

在後面的章節中，為各種體質規劃的飲食比例，都是根據食物的四性來安排的。

食物的五味

五味是指食物的滋味，有一說是根據味覺對食物感受辨別而成，或是根據中醫學理論和臨床上對食物不同作用的經驗概括而來，一般是指「辛、甘、酸、苦、鹹」五種，另外還有淡味和澀味，氣味不明顯的被歸入淡味，澀味和酸味有著相同的作用，而被歸在同一類。

❶ **辛味**：主要有發散及促進氣血運行的功能，發散作用最容易明白的就是，以發汗卻散從外侵襲身體的邪氣。

❷ **甘味**：多具有補益、調理脾胃、緩急止痛的作用。

❸ **酸味**：主要作用為收斂和固澀，例如止汗、止渴、止瀉、止咳、指男子早洩和女子帶下等。

❹ **苦味**：多能泄熱瀉火和燥濕，並有下降的傾向。

有些苦味的食材因為泄熱瀉火，適用於熱型體格或感受熱邪的人食用，但對於寒型及陽虛體格人士，則不宜使用，否則陽氣更傷；另外，有些苦味食物具有燥濕作用，長期服用容易耗傷人體陰液，進食時要小心搭配。

❺ **鹹味**：具軟堅散結、潤下通便和滋陰補腎的作用。

❻ **淡味**：多有滲濕和通利小便的作用，可以使濕濁之邪滲泄，從小便排出體 外，適用於濕盛體質或水氣為患之病症。

❼ **澀味**：與酸味一樣，有收斂固澀的功能。

這部分在本書第五章有更詳細解釋，屬於進階知識，對中醫理論有興趣的讀者可以進一步研究。

過鹹傷腎、骨，過甜容易造成煩躁不安

飲食中的五味如果過度會令臟腑受傷，例如：

❶ 吃太多酸味的東西，會引起胃腹脹滿，胸脇肋骨隱痛；

❷ 過多鹹味則會使大骨受傷、肌肉萎縮、心情抑鬱；

❸ 甜食過多則會面色泛黑、胸中煩悶不安等。

尤其是過度吃鹹（鹽），對人的傷害很多，中醫學裡說「腎主骨生髓」，**若過鹹傷腎，會令骨骼受傷**。鹹味多來自於鹽，當中主要成分為鈉，**過多鈉鹽會導致血壓升高及抵抗力降低**，增加罹患感冒、心臟病、糖尿病、腦部老化等疾病的機會，因此，避免飲食偏食是非常重要的。

配合節氣與季節、地理選擇環境合適的食物

一年四季有寒熱溫涼的變遷。在陽氣生發的**春季，不宜過食油膩、煎炒、動火之物。炎夏季節，腠理開瀉、汗出亦多，會令人貪食生冷，容易損傷脾胃，所以油膩厚味和生冷食物都不要過量**。在盛夏季節，即使是陽虛體質，也不要吃太多人參、鹿茸等溫補食物。

到了**秋季，氣候逐漸涼爽而乾燥，這時五臟屬肺，容易犯肺和易乾燥兩類特點。所以，在平補的基礎上，生津養液的食物比較適合。冬天氣候寒涼，人體收斂潛藏，這時五臟屬腎，適宜溫補，寒涼的食物就很不適合。**

至於環境和生活因素影響食物的例子，居住在寒冷的地方，既使吃大量的蒜、辣椒和羊肉也不會出現燥熱上火的情況。反之，若住在地勢低而溫熱的沿海地區，濕氣較重，少吃味過苦、性太寒的食物，但像是薏米和扁豆等能溫和的利濕清熱的食物倒可較常服用。

同一種食物的性味、功效和主治有不同的解釋，歸納幾點可能的原因如下：

❶ 因年代、時間、地域、對食物的稱呼等因素，不同古籍對食物的記載會有所出入；

❷ 坊間資訊或各類古籍承傳時記載出現錯誤，引致差異；

❸ 某些食物具有雙向雙性作用，生食與熟食會有不同的性味、功效和主治。作者並未參考適切的古籍文獻，只根據個人經驗分享，或在無根據下自行提出見解，出現偏頗。

我們必須客觀地認識食物，除了參考古籍文獻，亦應結合醫師臨床經驗，作出因人、因地、因時的適當總結。本書主要以《中藥大辭典》作為準則和參考依據，結集了歷代古籍文獻，經許多專家教授審訂，內容亦較貼近現代情況。

2-3 烹調法也會改變食物屬性、影響體質

烹飪方法有許多種，而看似安全的燉補法也並不一定會適合每個人，體質熱型的人，有可能一吃燉補的食物，就立刻滿臉痘痘又流鼻血；相反地，在現代營養學中，看似毫無好處的炸、烤物，卻適合寒型、氣虛、陽虛的人。因此，並不是溫和的烹調就完全沒問題，要看個人的體質而定。

有些食物在生食與熟食時，會有不同的性味、功效和主治，傳統的食物烹調有多達十七種以上的方法，針對每種體質又各有合適和應該禁止的烹調法，因此，在找出對的體質、挑選適合的食材後，更要煮對，才能真正健康！

「九型體質 NG 煮表」

不同體格有適合自己的食物和烹調法，除了吃對，更要煮對！

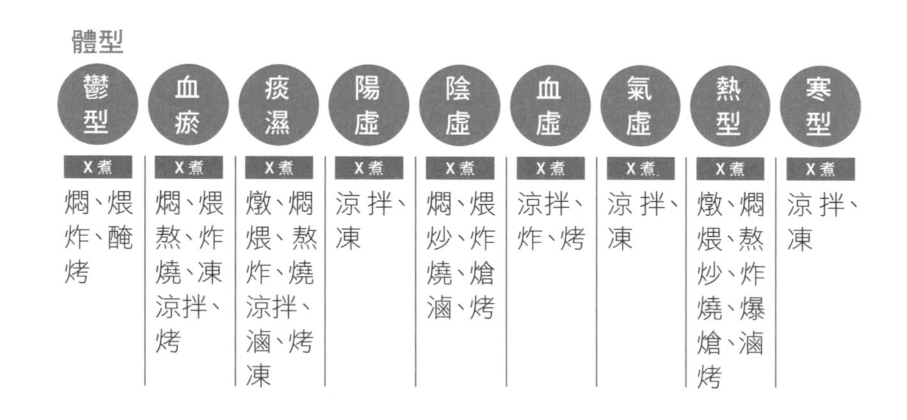

體型	鬱型	血瘀	痰濕	陽虛	陰虛	血虛	氣虛	熱型	寒型
X煮	燜、煨炸、醃烤	燜、煨熬、炸燒、凍涼拌、烤	燉、燜煨、熬炸、燒涼拌、滷、烤凍	涼拌、凍	燜、煨炒、炸燒、熗滷、烤	涼拌、炸、烤	涼拌、凍	燉、燜煨、熬炒、炸燒、爆熗、滷烤	涼拌、凍

03 食療功效第二關：修復消化與吸收系統

消化、吸收系統不好，常是沮喪感、慢性病的成因

食物進入人體後，被分解為可以吸收的小分子營養物質，再經消化道黏膜進入血液和淋巴液，稱為「消化」和「吸收」。現代醫學認為，消化和吸收的過程，由消化系統進行，而消化系統包括消化管（口腔、咽、食管、胃、小腸、大腸等）和消化腺（唾液腺、肝、胰、唇腺、頰腺、食道腺、胃腺、腸腺等）。而消化與吸收系統差，也常是中醫判斷沮喪感、慢性病的成因。

食物須經過五臟「二重消化、二重吸收」，才能供給身體運用

雖然，中醫學理論沒有「消化系統」的說法，但中醫學認為「脾胃」與食物的消化和吸收有著密不可分的關係。

廣義的「脾胃」泛指飲食物的消化和營養物質的吸收、轉輸，是由脾、胃、肝、膽、大腸、小腸等多個臟腑共同參與的一個複雜的生理活動，其中「脾」扮演著主導作用。狹義的脾胃，則單指脾與胃的生理功能和臟腑之間的關係。

現代醫學的消化系統組成部分的名稱與中醫廣義之「脾胃」中包含的臟腑名稱雖有相同，功能上亦有相似之處，但並非同一概念，值得注意。

中醫的臟腑 VS 飲食與人體關係

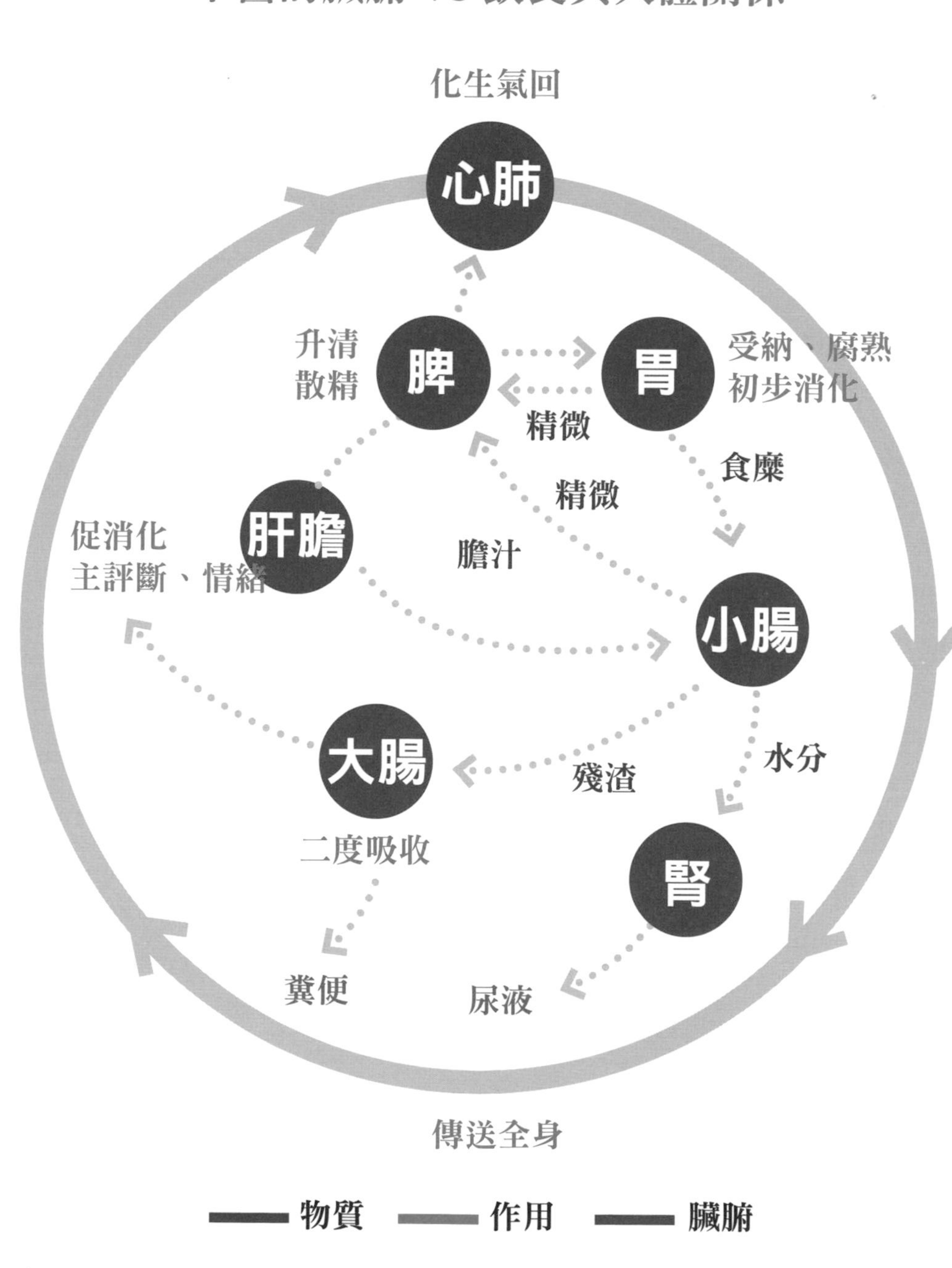

3-1 脾是指揮官，決定食物消化、吸收並運送

中醫説 脾主運化

能否將食物消化、吸收並運送，全看脾的好壞

運，即轉運輸送；化，即消化吸收。脾主運化，是指脾具有將各種食物轉化為必需的有益成分，並傳輸至全身各臟腑組織的功能。脾主運化包括以下兩方面：

❶ 運化水穀

包括了消化水穀、吸收和轉輸精微，並將精微轉化為氣血的重要生理作用。透過轉輸和散精作用上輸於肺，由肺臟注入心脈化為氣血，再通過經脈輸送全身，提供營養給五臟六腑、四肢骨骼等各個組織器官。

❷ 運化水（液）

是指脾對水液的吸收和轉輸。脾配合肺、腎、三焦、膀胱等臟腑，能調節和維持人體水液代謝的平衡。

脾運化營養和水液兩個方面的作用，相互聯繫和影響，其中一者功能失常，都會導致另一方面的功能失常。

中醫説 脾主升清

脾將營養物質吸收並輸送到心、肺

升，指上升和輸布；清，指精微物質。脾具有將水穀精微等營養物質吸收，

並上輸於心、肺、頭、目，再透過心肺的作用化生氣血，營養全身，並維持人體內臟位置相對恆定的作用。

中醫說 脾主生血、統血

脾可以生成、運送血液，使血液正常運行

「生」是化生，而「統」是統攝(合)、控制的意思，指脾有化生以及統攝血液，使血在經脈中運行而不溢於脈外的功能。

❶ 脾主生血

脾為後天之本，氣血生化之源。脾運化的水穀精微是生成血液的主要物質基礎。

❷ 脾主統血

氣為血帥，像是元帥統領士兵一樣，氣能攝血，血隨氣行。脾統血的作用是通過脾氣的攝血作用來實現的。

脾的運化功能健旺時，氣血就充盈，氣旺時，**脾的固攝作用強大，能統合周身血液，使血液正常運行，不會溢出脈外，造成皮下出血、流鼻血和功能性子宮出血等各種出血現象。**

	中醫學看脾	現代醫學的脾臟（SPLEEN）
特點	• 五臟之一 • 與口及唇相關，功能健旺則口和，嘴唇紅潤，涎唾充足	• 位於腹腔左上部，與第 9 至 11 肋相對 • 體內重要的淋巴器官
生理功能	• 消化和吸收食物，產生精微物質 • 上升及輸布精微於心肺，以生化氣血，營養全身 • 生化及控制血液運行	• 參與機體免疫反應，產生淋巴細胞 • 儲血和濾血
病理表現	• 腹脹或腹痛、納少、便溏、浮腫、頭暈、四肢困重、內臟下垂、出血	• 貧血、黃疸、出血點、肝掌、蜘蛛痣、水腫和腹腔積液等

3-2 胃是暫存區，接收食物、進行第一步消化

中醫說 胃主受納水穀

胃的受納功能是主導腐熟及整個消化功能的基礎

受納是接受和容納之意。飲食入口，經過食道，被容納並暫存於胃腑的過程稱之為受納，故胃為「太倉」、「水穀之海」。機體的生理活動和氣血津液的化生，都需要依靠飲食物的營養，所以又有「胃為水穀氣血之海」的說法。

中醫說 胃主腐熟水穀

食物在胃裡進行第一步消化後，才能轉化、運送到全身

腐熟是食物經過胃的初步消化，形成食糜的過程。食物經過胃的初步消化後，其精微物質由脾之運化而營養周身，未被消化的食糜則往下運行到小腸，不斷更新，形成了胃的消化過程。

	中醫學看胃	現代醫學的胃臟（STOMACH）
特點	• 六腑之一 • 以通降為順，食物經胃腐熟後，下行至小腸作進一步消化	• 位於左上腹，上端透過賁門與食管相連，下端透過幽門與十二指腸相連
生理功能	• 接受和暫存各種食物 • 對食物進行初步消化，形成食糜	• 暫存及消化食物 • 含有胃酸、胃蛋白酶和粘液等，殺死隨同食物進入胃內的微生物，並使食物容易通過、消化和分解，以利吸收
病理表現	• 食量少、食慾不振（或是肚腹常伴飽滯的感覺）、厭食 • 上腹部脹悶或疼痛、嘔噁、呃逆、噯氣	• 胃痛、消化不良、胃脹、噯氣

林醫師診療室

脾與胃的關係

脾與胃互為相表裡，常合稱為「後天之本」，在飲食物的受納、消化、吸收和輸送的生理過程中具有主要作用。胃主受納和腐熟水穀的功能必須和脾的運化功能相配合，才能順利完成整個過程。脾與胃之間的關係，具體表現在納與運、升與降、燥與濕幾個方面。

1. **納運相得：**胃的容納和消化，為脾之運化奠定基礎，而脾消化水穀，轉輸精微，為胃繼續納食提供能源。兩者密切合作，才能完成消化飲食、輸送營養，發揮供養全身之作用。

2. **升降相因：**脾胃居中，為人體氣的運動「上下升降」之樞紐。脾的運化功能，不僅包括消化水穀，而且還包括吸收和輸布水穀精微。脾的這種生理作用，主要是將精微向上輸送到心肺，並借助心肺的作用以供養全身，所以說「脾氣主升」。胃將受納的食物初步消化後，向下傳送到小腸，並透過大腸使糟粕濁穢排出體外，從而保持腸胃虛實更替的生理狀態。胃主受納腐熟，以通降為順，所以說「胃氣主降」。

3. **燥濕相濟：**在專業的中醫學中，脾為「陰臟」，依靠陽氣推動，脾陽健則轉運輸送和消化吸收的功能正常，故性喜溫燥而惡陰濕。胃為「陽腑」，賴津液滋潤，胃的陰液足則能受納腐熟，故性柔潤而惡燥。

胃津充足，才能受納腐熟水穀，為脾之運化吸收水穀精微提供條件。脾不為濕困，才能健運不息，從而保證胃的受納和腐熟功能不斷地進行。脾胃功能正常，燥濕相濟，飲食水穀才能被消化吸收。

因此，脾胃在病變過程中，往往表現為「納運失調」、「升降反常」和「燥濕不濟」這三個方面。

3-3 膽是協調器：脾胃消化，安定精神與臟器間功能

中醫說　膽主貯藏和排泄膽汁

脾胃消化是否正常，取決於肝膽的功能

膽汁由肝臟形成和分泌，貯藏並濃縮於膽腑，透過肝的疏泄作用注入腸中，促進飲食物的消化。若肝膽的功能失常，膽的分泌與排泄受阻，會影響脾胃的消化功能，出現厭食、腹脹、腹瀉等消化不良症狀。若濕熱蘊結肝膽，以致肝失疏泄，膽汁外溢，浸漬肌膚，會出現黃疸症狀，特徵是眼白偏黃、身體呈現黃色、小便黃。

提醒：膽氣以下降為順，若膽氣不利，氣機上逆，則會出現口苦，嘔吐其他色苦水等。

中醫說　膽主決斷

膽功能的好壞，也會影響人的精神狀況和臟器間的協調

膽在精神意識思維活動過程中，具有判斷事物、作出決定的作用。膽主決斷防禦和消除某些精神刺激（如大驚大恐）的不良影響，並在維持和控制氣血的正常運行、確保臟器之間的協調關係扮演著重要作用。

肝膽相濟，則心情穩定。劇烈的精神刺激對膽氣足的人影響不大，恢復較快。**膽氣虛弱的人，在受到精神刺激的不良影響時，表現為易驚、善恐、失眠、多夢等，易形成精神情緒疾病，只要從膽論治就能得到改善。**

中醫說 膽可調節臟腑氣機

膽肝密不可分，調節氣的運動規律

膽合於肝，助肝之疏泄，以調暢氣機，維持臟腑之間的協調平衡。膽的功能正常，其他臟腑就安定。「十一臟取決於膽」說明了在思維活動中，肝主謀慮，膽主決斷，肝膽相互為用。所以，常見的肝火旺，會出現脇痛、口乾苦、頭痛目赤、耳鳴等，也可能出現噁心嘔吐、常嘆氣等膽熱的表現。

	中醫學看膽	現代醫學的膽囊（GALL BLADDER）
特點	• 六腑之首 • 隸屬於奇恒之腑（指腦、髓、骨、脉、膽、子宮與卵巢，共同特點都是屬於相對密閉的組織器官）	• 位於肝右葉下面
生理功能	• 貯藏和排泄膽汁 • 調節臟腑之氣，協助維持正常的精神思維和心理活動	• 貯藏和排泄膽汁，協助分解及吸收脂肪和脂溶性維生素 • 協助膽固醇和膽色素代謝產物排出體外
病理表現	• 口苦、黃疸、驚悸、膽怯、消化異常	• 膽囊壓痛、黃疸、消化不良

3-4 小腸負責接受、消化、轉生食物

中醫說 小腸主盛物、化生

負責「二度接受、消化」和「第一層吸收」

受盛，即接受，以器盛物之意。有消化、變化、化生之意義。小腸的功能主要表現在兩個方面：一是小腸盛受了由胃腑下移而來的初步消化的食物，猶如容器，即受盛作用；二指經胃初步消化的飲食物，在小腸內必須停留一定的時間，由小腸進一步消化和吸收，將水穀化為可以被機體利用的營養物質，精微由此而出，而糟粕由此下輸於大腸，即化物作用。

中醫說 小腸主泌、別、清、濁

小腸一邊主管生產有效的物質，還負責把廢棄物往下丟

泌別清濁，是指小腸承受胃初步消化的飲食物，在進一步消化的同時，進行泌別水穀精微和代謝產物的過程。分清，就是將飲食物中的精華部分進行吸收，再透過脾升清散精的作用，上輸心肺，輸布全身，供給營養。

別濁，則呈現為兩個方面：一是將飲食物的殘渣糟粕，傳送到大腸，形成糞便，經肛門排出體外；二是將剩餘的水分經腎臟氣化作用滲入膀胱，形成尿液，經尿道排出體外。

	中醫學看小腸	現代醫學的小腸 (SMALL INTESTIINE)
特點	• 位於腹中，上口與胃之幽門相接，下口與大腸相接	• 食物吸收的最主要部位 • 包括迴腸、空腸、十二指腸 • 上接幽門，與胃相通，下連大腸 • 膽總管開口處，胰液及膽汁經此開口進入小腸
生理功能	• 容納由胃腑下移而來的初步消化的食物，並作出進一步消化和吸收 • 分別出水穀精微和代謝產物（食物的殘渣與剩餘水分） • 吸收大量的水液	• 含弱鹼性的小腸液，消化食物 • 使食糜不斷分割，吸收食物營養成分 • 把食糜向大腸方向推進
病理表現	• 消化、吸收障礙，表現為腹脹、腹瀉、腹部疼痛、大便成泥糊狀（便溏）、尿少等。	• 消瘦、消化不良、腹脹、排便異常

3-5 大腸分辨有益物質，主管「第二次」吸收與排出功能

中醫說 大腸主傳導糟粕

大腸將有害物質排出

大腸傳導糟粕是指大腸接受小腸下移的飲食殘渣，吸收其中剩餘的水分和養料後，使之形成糟粕（糞便）並傳送，經肛門排出體外的作用。此屬整個消化過程的最後階段，故大腸有「傳導之腑」、「傳導之官」之稱。

中醫說 大腸主吸收津液

大腸功能是否正常，取決在水分

大腸接受由小腸下注的飲食物殘渣和剩餘水分之後，將其中的部分水液重新再吸收，使殘渣糟粕形成糞便而排出體外。大腸重新吸收水分，參與調節體內水液代謝的功能，稱之為「大腸主津」，所以大腸的病變常與津液有關。

	中醫學看大腸	現代醫學的大腸 (LARGE INTESTIINE)
特點	• 大腸居腹中，其上口接小腸，下端緊接肛門 • 與肺有經脈相互絡屬，互為表裡，關係密切 • 腎主二便，與腎的氣化功能有關	• 全長約 1.5 米，起自右髂窩內迴腸末端，終於肛門 • 分為盲腸、闌尾、結腸、直腸和肛管 • 沒有重要的消化活動
生理功能	• 接受小腸下移的飲食殘渣，再吸收其中剩餘的水分和養料，形成糞便，排出體外 • 再次吸收飲食物的水分，參與調節體內水液代謝功能	• 暫存消化後的食物殘渣，吸收水分、維生素、無機鹽等 • 暫時儲存和排出糞便 • 含有來自於空氣和食物的細菌，分解未被消化吸收的蛋白質、脂肪和碳水化合物
病理表現	• 腸鳴、腹痛、大便秘結或泄瀉	• 腹痛、便秘或泄瀉

第 2 章

九型體質檢測量表

體質測量

使用說明 ➔ 勾選症狀 ➔ 確認體格 < 單純型 / 複合型

01
你是哪一型？
根據徵狀，找出自己的體格

02
九型體質測驗說明

03
個人體質差異大，
不能用同一套食療系統

步驟 1

01 你是哪一型？根據徵狀，找出自己的體格

目前，中醫學對人們的體質分型還沒有一致的共識，因為很多研究者對體質概念的界定存有差異，或以醫師個人臨床經驗作歸納依據，各自編訂不同的體質分型，沒有統一標準。或是以複雜的量表，甚至包括脈象和舌象的評估，反而增加自我檢測的難度。

因此，我以多年臨床經驗，建立「九型體質量表」，希望以簡單直接的量表計算方法，讓讀者初步測出體質，並提供與不同體質相關的中醫飲食養生的方法，突顯中醫學辨證論治和整體觀念的特點。

參考中醫基礎理論、診斷學，加上豐富臨床經驗而成的「九型體質量表」

九種體質型格分別是寒型、熱型、氣虛型、血虛型、陰虛型、陽虛型、血瘀型、痰濕型和鬱型體質。

一般來說，正常健康的人，體內的陰陽相對平衡，但由於每天的生活、環境和情緒等對身體有不同程度的影響，因此有可能會在同一個人身上出現以上九種體質型格，只是持續出現的時間較短而已。

本書根據上述九種不同體質型格的特點，就每種體質列出十二項症狀，

供測試者選擇，以作出評估。

體質會因生活壓力而變化，需定時測試，並調整飲食

需要注意的是，人的體質會隨著環境、飲食而變化，並非測試後就完全不會變動，讀者應時常檢視自己的體質變化，並針對此做飲食上的調整，這才是正確的飲食養生之道。

九型體質量表的使用說明

使用方法

❶ 首先，請仔細地閱讀九個體質的量表。
❷ 在某一個體質的量表中，發現經常出現的症狀，以 ✓ 作記錄。
❸ 在某一個體質的量表中，有五個或以上 ✓ 的記錄，可判斷屬於該型體格。
❹ ✓ 的記錄愈多，表示你屬於該型體質的可能性愈高。
❺ 建議用鉛筆打 ✓，以便下次可再使用。

結果分析

填妥九個量表後，看看哪一型有五個或以上 ✓，就能進行以下結果分析。

❶ **單純型體質：**只在單一體質中出現五個或以上 ✓ 的記錄。

❷ **雙重型體質：**在兩種體質中均出現五個或以上 ✓ 的記錄，以出現次數較多的體質為主型體質，另一則為次型體質。

❸ **三重型體質：**在三種體質中均出現五個或以上 ✓ 的記錄，以出現 ✓ 數最多的體質為主型體質，其他則為次型體質。

❹ **多重型體質：**超過三種體質中均出現五個或以上 ✓ 的記錄，以出現 ✓ 數最多的體質為主型體質，其他則為次型體質。

❺ **不定型體質：**在九種體質中均沒有出現五個或以上 的記錄，但以出現 ✓ 數最多的體質為暫定體質，建議要諮詢或尋求專業中醫師的診斷意見。

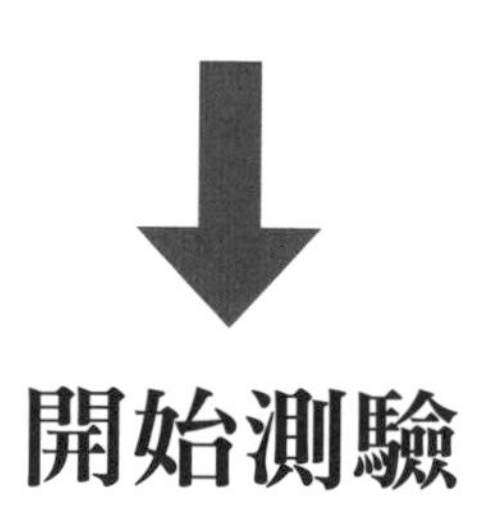

你是寒型體質嗎？

如下述症狀明顯，且經常出現，請在 □ 內打 ✓。

- □ **怕冷**：怕風怕冷，秋冬季節特別明顯。
- □ **無汗**：運動或體力勞動後，很少流汗。
- □ **頭痛**：反覆或持續出現頭痛，且感覺隱隱作痛，遇風寒後更嚴重。
- □ **喘咳**：容易出現咳喘、咽喉癢，痰看起來清而稀，吃生冷食物後症狀會加重。
- □ **抽筋**：四肢肌肉容易感到僵硬或抽筋。
- □ **四肢冰冷**：手腳容易冰冷，秋冬季節更加明顯。
- □ **腹痛腸鳴**：腹部經常出現疼痛，感覺腸時常蠕動且有聲音，遇風寒或吃冰冷食物後加重。
- □ **疲倦乏力**：時常感到疲倦乏力，喜歡臥床休息。
- □ **面色蒼白**：臉色和唇色看起來淡白，無光澤。
- □ **大便稀爛**：大便稀爛呈水狀，臭味不明顯。
- □ **嘔吐清水**：味覺變遲鈍，常有反胃感，胃悶、噁心，想吐卻無嘔吐物，就算有也是以唾液為主。
- □ **身體局部冷痛**：身體局部反覆出現疼痛，起病緩慢，有冰冷感覺。

你是熱型體質嗎？

如下述症狀明顯，且經常出現，請在 □ 內打 ✓。

□ **發熱：**自覺發熱或體溫不自覺升高。

□ **怕熱：**喜歡陰涼的地方，喜穿著短袖短褲或用冷水洗澡。

□ **煩渴：**煩躁不安，喜歡喝大量冷飲。

□ **躁狂：**心情煩躁，性急激動，容易發脾氣，聲音高亢，時常感到心煩、失眠。

□ **面紅目赤：**常滿臉通紅，眼睛容易乾澀刺痛或長瘡。

□ **口舌糜爛：**口腔容易出現較大範圍潰瘍，但通常在一週內可自癒。

□ **口苦咽乾：**口有苦澀味，咽喉經常感到乾燥。

□ **牙齦腫痛：**牙肉腫痛，嚴重時會出現牙肉流血。

□ **大便秘結：**便秘，大便乾硬，呈粒狀，嚴重時會出現肛裂、出血的情況。

□ **小便短赤：**小便量少，色深黃，偶爾在小便時會有灼熱感。

□ **瘡疔癰腫：**容易出現暗瘡及痔瘡等，且瘡會有紅腫熱痛現象。

□ **分泌物黏臭：**如口臭、汗臭、白帶有異味，或痰液、鼻涕質黏而黃。

你是氣虛型體質嗎？

如下述症狀明顯，且經常出現，請在 □ 內打 ✓。

- □ **心悸：**靜止時感到心臟悸動，有害怕感或離心感（從高處墜落的感覺），伴隨有心律增快。
- □ **自汗：**靜止或非劇烈運動時，汗液增多，甚至是大汗淋漓，但汗嚐起來淡且無味。
- □ **神疲乏力：**精神欠佳，自覺疲勞無力，易打瞌睡。
- □ **呼吸短促：**用力呼吸時，吸氣的時間短，易有缺氧感，活動後易氣喘。
- □ **語聲低微：**聲音弱小，沒有氣力大聲說話。
- □ **反覆感冒：**近三個月內多次感冒，或反覆不痊癒，出汗或遇風後就容易感冒。
- □ **少氣懶言：**不想說話或自覺無氣力說話，說話過程經常間斷。
- □ **食慾減退：**食慾減少或無食慾。
- □ **面色㿠白：**面部浮腫，且臉色淡白，暗啞、無光澤。
- □ **頭暈目眩：**容易頭暈，眼前的景象常有轉動的感覺，走路時感覺腳步輕浮，活動後頭暈加重。
- □ **內臟下垂：**肌肉或內臟下垂，如胃下垂、子宮下垂和脫肛等。
- □ **便秘：**排便時困難或數天一次，很費力才能排出，但大便質軟，或先硬後軟或有腹脹情況。

你是血虛型體質嗎？

如下述症狀明顯，且經常出現，請在 □ 內打 ✓。

□ **心悸**：靜止時感到心臟悸動，有害怕感或離心感（從高處墜落的感覺），伴隨有心律增快。

□ **失眠**：入睡困難，多夢易醒，伴有害怕感。

□ **脫髮**：髮質差，枯黃易折斷，出現不正常掉髮現象。

□ **崩甲**：指甲容易折斷或崩裂。

□ **面色淡白**：面色淡白或淡黃，皮膚暗淡，沒有光澤。

□ **頭暈目眩**：容易頭暈，眼前的景象常有轉動的感覺，走路時感覺腳步輕浮，活動後頭暈加重。

□ **手足發麻**：手或腳有麻痺感覺，可能會間斷性出現，手腳稍微活動後可自行緩解。

□ **皮膚乾燥**：皮膚經常在沒有原因的情況下，出現乾燥、瘙癢，常伴有脫屑的現象。

□ **心神恍惚**：心不在焉，經常健忘。

□ **視物模糊**：視力下降，甚至出現夜盲。

□ **月經不調**：女子月經量少，顏色淡紅，經期短，週期不正常，嚴重者甚至提早停經。

□ **眼瞼唇甲淡白**：眼瞼、口唇或指甲顏色淡白、無血色。

你是陰虛型體質嗎？

如下述症狀明顯，且經常出現，請在 □ 內打 ✓。

- □ **盜汗**：在正常室溫下，入睡後，不自覺地出汗，但醒來後卻不會。
- □ **體形消瘦**：身體長期消瘦，時常有飢餓感，但又易飽不能再進食。
- □ **口燥咽乾**：口腔或喉嚨長期有乾燥、口渴感，喝水量不多，喝一點水後就能緩解，症狀很快又出現，秋冬季節加重。
- □ **眩暈耳鳴**：頭暈有旋轉感，常伴有耳鳴。
- □ **失眠健忘**：入睡困難，多夢易醒，常伴有煩躁感，記憶力減退。
- □ **心煩心悸**：心情煩躁，常感覺到心臟悸動，伴有離心感（從高處墜落的感覺）或心律增快。
- □ **骨蒸潮熱**：下午後自覺發熱，但體溫正常或稍高，常感到熱從骨內透出。
- □ **五心煩熱**：手心、腳底或胸口發熱，伴有煩躁感。
- □ **午後顴紅**：下午後，兩顴骨位置時常會變紅、發熱。
- □ **尿少色黃**：尿量變少，或呈黃色。
- □ **大便乾結**：大便乾，質感稍硬，或長期出現便秘。
- □ **生理不調**：女子月經不調、經量少；男子常出現遺精。

你是陽虛型體質嗎？

如下述症狀明顯，且經常出現，請在 □ 內打 ✓。

- □ **畏寒：**經常出現嚴重怕冷的情況。
- □ **自汗：**靜止或非劇烈運動時，汗液增多，甚至是大汗淋漓，但汗嚐起來淡且無味。
- □ **四肢冰冷：**手腳容易冰冷，秋冬季節更加明顯。
- □ **面色㿠白：**面部浮腫，且臉色淡白，暗啞、無光澤。
- □ **倦怠乏力：**容易出現疲勞無力的感覺，常伴有嗜睡。
- □ **少氣懶言：**不想說話或自覺無氣力說話，說話過程經常間斷。
- □ **口淡不渴：**味覺遲鈍，且偏愛口味重的食物，沒有口渴感，甚至討厭喝水。
- □ **喜喝熱飲：**喜歡喝熱飲。
- □ **喜居溫暖：**喜歡處於溫暖的地方。
- □ **小便清長：**小便量多，顏色透明或小便時間很長。
- □ **大便溏薄或秘結：**腹部脹滿，大便不能成形，呈水狀，有時會夾雜未消化食物，多不甚臭。少部分人會出現便秘，質乾難排。
- □ **性功能減退：**男子容易出現腰膝酸軟，重者可能有陽痿、早洩狀況；女性性慾低。

你是痰濕型體質嗎？

如下述症狀明顯，且經常出現，請在 □ 內打 ✓。

□ **面色萎黃：**面色淡黃而黯啞，常伴有眼瞼微浮腫、困倦的臉色。

□ **身體肥胖：**長期肥胖，就算節食減肥也沒有太大功效，皮膚油脂較多，多汗且汗感覺黏黏的。

□ **頭身困重：**感覺頭很重，如同罩著一頂安全帽，常伴有身體沉重感。

□ **咳嗽痰多：**容易咳嗽，痰量增多，痰色白且感覺稀，或吐涎沫（唾液帶泡）。

□ **食慾減退：**食慾減退或無食慾。

□ **胃脘脹滿：**胃部出現脹滿感，可能伴有噁心、嘔吐，吃了肥膩甜食後感覺加重。

□ **嗜睡懶動：**自覺疲勞沉重，不愛活動，喜愛睡覺和休息。

□ **四肢浮腫：**四肢經常腫脹，起床後更甚，嚴重時手按皮膚會出現凹陷。

□ **肌膚麻木：**觸摸局部皮膚時，可能會出現敏感度降低的狀況。

□ **小便不利：**小便有不暢感，偶伴有尿量減少的情況。

□ **大便溏爛：**大便次數增多，常伴大便質黏、稀爛或氣臭。

□ **婦女白帶過多：**婦女分泌物增多，色黃或色白，質黏稠。

你是血瘀型體質嗎？

如下述症狀明顯，且經常出現，請在 □ 內打 ✓。

- □ **面色晦滯：**面色瘀黑、暗澀，無光澤。
- □ **唇色紫黯：**唇色紫黯，外觀看起來可能有瘀青的小點。
- □ **面有瘀斑：**面部出現瘀斑，如黃褐斑、色斑。
- □ **肌膚甲錯：**全身或局部皮膚乾燥、粗糙、脫屑，觸摸有刺感，形似魚鱗。
- □ **皮下出血：**皮膚下容易出血，常伴有瘀斑，經常容易撞瘀。
- □ **情志鬱結：**情緒低落，心情抑鬱。
- □ **毛髮不榮：**頭髮乾枯，容易分叉，無光澤。
- □ **疼痛拒按：**身體反覆出現針刺般的疼痛，痛處固定不移，按壓時疼痛加重，且拒絕按壓。
- □ **靜脈曲張：**下肢易出現出血點，常見靜脈曲張。
- □ **病理包塊：**體內易出現包塊或腫物，如息肉、肌瘤和惡性腫瘤等。
- □ **黑色大便：**出現黑色血便，偶可見少量血塊。
- □ **月經不調：**月經出現血塊，或有痛經，甚則閉經（指尚未停經，但月經停止超過 6 個月以上）。

你是鬱型體質嗎？

如下述症狀明顯，且經常出現，請在 □ 內打 ✓。

- □ **頭痛：**經常出現頭痛，煩躁和憤怒後情況加劇。
- □ **善喜嘆息：**喜歡嘆氣，嘆氣後自覺舒暢。
- □ **精神抑鬱：**情緒低落，心神恍惚，敏感多疑，臉上看起來很憂鬱，神情多煩悶不樂。
- □ **煩躁易怒：**情緒不穩，脾氣不佳，容易急躁、發怒。
- □ **胸脅疼痛：**胸脅肋骨出現脹痛。
- □ **失眠健忘：**入睡困難，多夢易醒，經常出現噩夢，易健忘。
- □ **心悸膽怯：**多疑易驚，靜止時感到心臟跳動，常伴心律增快。
- □ **食慾減退：**食慾欠佳或無食慾。
- □ **乳房脹痛：**經前乳房脹痛明顯，情緒波動後，症狀會加重。
- □ **寒熱失調：**不知寒熱，對寒熱感覺紊亂。
- □ **大便失調：**經常出現腹痛，常伴大便次數紊亂，偶有便秘或大便稀爛。
- □ **咽中有異物感：**咽喉中有異物堵塞的感覺，吞之不下，吐之不出。

02 九型體質測驗說明

完成九型體質量表，分析並找出個人體格後，接下來參考下個章節的「九型體質解讀」，了解體質特點、致病原因、飲食原則及食物選擇，並製作出合適自己體質的菜單，從而得到均衡健康的飲食生活。

看到這裡，讀者應該對自己的體質類型有所疑惑，若為二型體質（都有 5 個勾選以上），該如果製作出合適自己體質的菜單？以下針對不同類型的體質，說明該理解的重點和解讀法：

單純型體質：重點理解屬於自己的體質的解讀。

雙重型體質：重點理解屬於自己的主型體質的解讀，同時可參考使用次型體質的解讀。

三重型體質：重點理解屬於自己的主型體質的解讀，同時可根據排序，參考使用其他次型體質的解讀。

多重型體質：重點理解屬於自己的主型體質的解讀，同時可根據排序，參考使用其他次型體質的解讀。

不定型體質：可先理解屬於自己的暫定體質的解讀，建議再諮詢或尋求中醫師的意見。

03 個人體質差異大，不能用同一套食療系統

經常有很多人問我：「應該多吃什麼食物或藥材才會健康？」其實，中醫飲食養生並非指盲目地大量進食某種類（性味）的食物或藥材來調節身體機能，而是必須以人為本，透過辨別證候和體質，均衡地選擇合適的食物和烹調方法，才能獲得真正的健康。

讀者要先透過「九型體質量表測試」和「九型體質解讀」，分析出個人體質，並了解自己所屬體質的飲食原則，然後計算各種體質對食物性味需求的比例，再從「食物四性表」選擇合適的食物，結合烹調方法，安排一份全面且健康的專屬食療菜單。

林醫師診療室

「九型體質量表」是在中醫基礎理論和中醫診斷學的指導下，運用中醫學辨證的理論，以八綱辨證、臟腑辨證、氣血津液辨證作基礎，參考中醫科學研究的證候診斷評分標準，並配合作者自己臨床經驗常見的體質分型和證候特點作依據設計出來的。

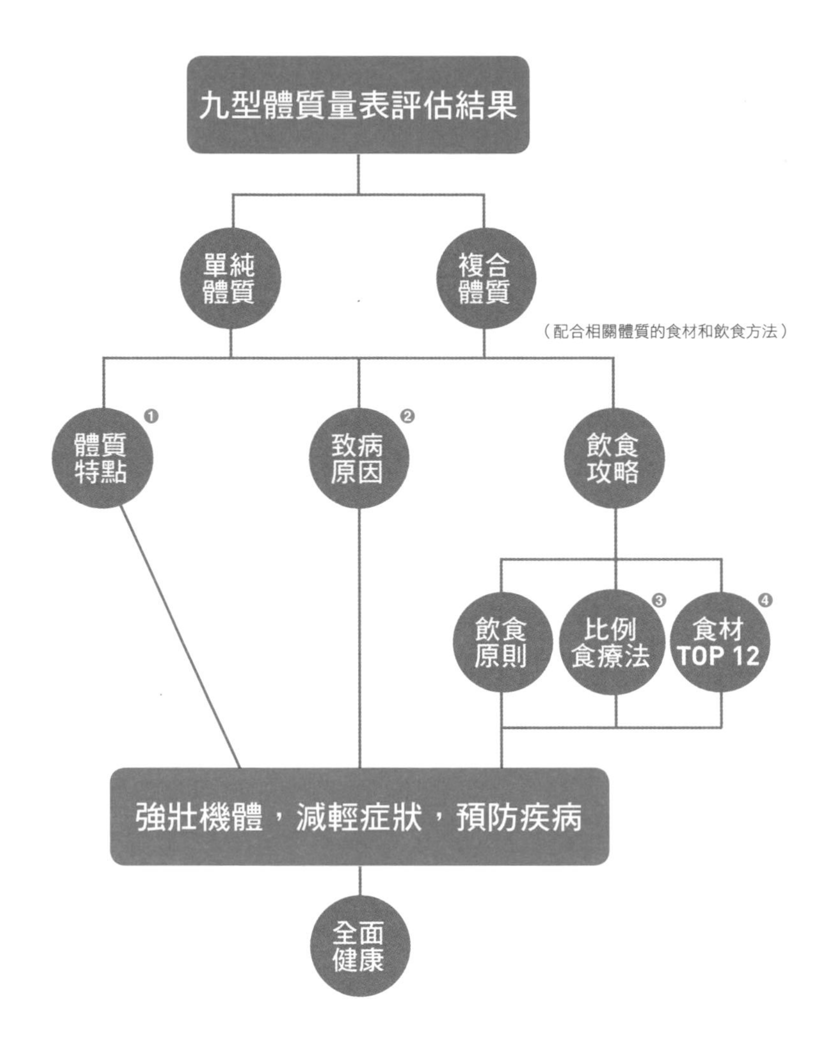

❶ **體質特點**：簡單介紹該體質所具有的生理情況及病理症狀特點，讓大家對自己身體有更深入的了解。

❷ **致病原因**：中醫學認為審病必須求因，而每個體質均有特定的誘發因素，故透過認識致病原因，能有效幫助預防疾病發生。

❸ **比例食療法**：在均衡飲食原則下，每種體質對於食物性味的需求均有不同。此口訣為大家提供了在日常膳食中，每天攝入食材的性味配搭的合理參考比例。

❹ **食材 TOP 12**：結合作者的臨床經驗及食物數據庫，列出符合相關體格的常用食材和功效（排名不分先後），讓大家更方便選擇合適食材。

第3章

九型體質解讀與正確食療法

比例食療法➔烹調法➔現代營養學

01 寒性體質

02 熱型體質

03 氣虛體質

04 血虛體質

05 陰虛體質

06 陽虛體質

07 痰濕體質

08 血瘀體質

09 鬱型體質

10 雙重型體質

11 三重型體質

12 多重型體質

13 不定型體質

14 改變食物的屬性選對烹調法

15 九型體質的設計表與建議菜單

16 結合卡路里計算，食療才不會發胖

備註：「比例食療法」只為合適體質人士提供進食的參考比例，指導食物和四性搭配的選擇，應用時可結合讀者體質的實際情況，並視體質的變化而進行輕微調整。如有疑問，請咨詢專業的合格中醫師。

01 寒性體質 容易感冒又怕冷

寒型體質的人常有怕冷、無汗、四肢摸起來不溫暖，以及頭、腹、身體局部疼痛或冷痛等情況。寒型體質的人對寒邪❶的抵禦力較弱，如果不能得到及時的調理保護，寒邪會損害身體各臟腑，影響正常的生理功能和氣血運行，引起疾病。

致病原因

外來的寒邪：即是「六淫邪氣」❷之一。由於氣候的異常變化和一些致病原的傳播，寒邪會直接攻擊保護身體的陽氣（即類似免疫力和抵抗力的功能）。假如身體虛弱，陽氣相對不足，邪氣便容易入侵身體。

體內產生的寒氣：多見於年長者、身體虛弱或慢性病患者，由於臟腑機能衰退，陰陽失衡，體內的陽氣產生不足，自然就會生成許多寒氣。長期進食寒涼生冷食物也是導致寒從體內產生的重要原因。

飲食原則：祛散風寒，溫脾暖胃

改善寒型體質的飲食原則為「寒則熱之」、「以溫散寒」。

(宜) 應進食較多溫性和熱性食物，並且多吃熱食，喝溫水、熱粥或熱湯。

(忌) 避免進食生冷食物和凍飲。

比例食療法：寒型人進食口訣 2 : 4 : 4

寒/涼 寒/涼 平 平 平 平 溫/熱 溫/熱 溫/熱 溫/熱

1 **寒邪**：六淫中的寒邪（見註 2），以及飲食等致病因素，這些因素會損傷人體的陽氣，導致一些以寒冷、凝滯和收引為特徵的症狀或疾病。

2 **六淫邪氣**：中醫將六種外感病邪統稱為六淫，又稱六邪，包括風、寒、暑、濕、燥、火。風、寒、暑、濕、燥、火本為六種正常的自然氣候，但若規律失常，限度失調，或非其時而有其氣（如春天當溫反寒），或氣候變化過於急驟等，身體不能適應，六氣就會成為六淫，導致不同的疾病。

祛寒食材 TOP 12

	性味	功用
八角茴香	辛，甘，溫	散寒，理氣，止痛。
大蒜（蒜頭）	辛，溫	溫中行滯，解毒，殺菌。
牛肉（黃牛肉）	甘，溫	補脾胃，益氣血，強筋骨。
生薑	辛，溫	散寒解表，降逆止嘔，化痰止咳，解諸毒。
洋蔥	辛，甘，溫	健胃理氣，殺蟲，降血脂。
香菜（芫荽、胡荽、香芹）	辛，溫	發表透疹，消食開胃，止痛解毒。
香茅	甘，辛，溫	祛風通絡，溫中止痛。
牛肚	甘，溫	補虛羸，健脾胃。
海蝦（明蝦）	甘，鹹，溫	補腎興陽，滋陰熄風。
韭菜	辛，溫	補腎，溫中，散瘀，解毒。
肉桂	辛，甘，熱	補火助陽，散寒止痛，溫經通脈。
辣椒	辛，熱	溫中散寒，下氣消食。

在祛寒食材 TOP12、食物四性表選擇合適的食物，並以傳統中醫學的均衡膳食概念（五穀＋五果＋五畜＋五菜）及現代醫學「健康飲食金字塔」，作出合理搭配。

02 熱型體質 怕熱常覺得口渴、易煩躁

中醫學認為，熱可分為實熱和虛熱[3]，即實火和虛火兩種。

熱型體質是以實熱（實火）為主的體質，臨床常見身熱、怕熱、煩渴、口乾、大便乾硬、汗臭等表現。熱型體質人士對熱邪的抵禦能力較弱，若長期受暑熱、燥熱的天氣，或受進食過多油膩、煎炸、辛辣食物等因素影響，熱邪便容易聚積於體內，日久甚至會化成熱毒。

如果這些聚積在體內的熱邪不能及時的排出體外，可能會導致臟腑功能障礙，增加患病的機會。在中醫裡，有種狀況叫做「火性上炎」，是指熱邪特別容易侵襲人體上部，因此患病時的不適症狀常多先見於頭面部，如頭痛、咽喉紅腫、牙齦出血、暗瘡、唇瘡和口腔潰瘍等。

致病原因

❶ **外來的熱邪：**指身體感受了「六淫邪氣」，包括風、暑、燥、火等，常見於氣候的異常變化和一些致病原的傳播。邪氣直接攻擊體內五臟六腑，導致陰陽失衡，引致來勢較急、發展迅速的疾病。

---

3 **實熱和虛熱：**實熱和虛熱同屬中醫的熱證範圍，但前者為火熱陽邪亢盛，正氣或陰份尚未虛衰，熱性症狀較為明顯，而後者則因內傷久病，陰液耗損而使體內陽氣相對較盛，熱性症狀程度相對較低，時輕時重。

❷ 人體產生的內熱：內熱多為飲食失衡（經常吃油膩、煎炸、辛辣的食物）、情緒抑鬱、疲勞過度和長期患病等因素所致，臟腑氣血失調，陽熱過盛，使身體機能長期處於過度亢進的狀態。

飲食原則：清熱解毒，生津止渴。

改善熱型體質的飲食原則為「熱則寒之」、「實則瀉之」。

(宜) 應較常進食性質寒涼的食物，多喝水，尤其礦泉水（其性質偏涼，有清肺胃熱，生津利尿之功效。）或鮮果汁，飲食儘量清淡。

(忌) 少喝酒，避免甜食及辛辣燥熱的食物，尤其是經過油炸、煎炒和燒烤等高溫加工烹製而成的食物。

比例食療法：熱型人進食口訣 4：4：2

寒/涼 寒/涼 寒/涼 寒/涼 平 平 平 平 溫/熱 溫/熱

清熱食材 TOP 12

	性味	功用
小白菜	甘，微涼	解熱除煩，通利腸胃。
芹菜	甘，辛， 微苦，涼	清熱平肝，祛風解毒，利水，止血。
豆腐	甘，涼	清熱解毒，生津潤燥，和中益氣。
黃瓜（青瓜）	甘，涼	清熱，利水，解毒。
絲瓜	甘，涼	清熱解毒，涼血通絡。
冬瓜	甘，淡， 微寒	清熱利尿，化痰，生津，解毒。
西瓜	甘，寒	清熱利尿，解暑生津。
苦瓜（涼瓜）	苦，寒	祛暑滌熱，明目，解毒。
香蕉	甘，寒	清熱，潤肺，滑腸，解毒。
荸薺 （馬蹄、地栗）	甘，寒	清熱，化痰，消積。
蚌肉	甘，鹹，寒	清熱解毒，滋陰明目。
奇異果 （獼猴桃）	甘，酸，寒	清熱，止渴，和胃，通淋。

在清熱食材 TOP12、食物四性表選擇合適的食物，並以傳統中醫學的均衡膳食概念（五穀＋五果＋五畜＋五菜）及現代醫學「健康飲食金字塔」作原則，作出合理配搭。

03 氣虛體質 看起來總是很累、說話小聲又沒氣

氣虛體質的典型表現就是「氣不足」或「說話小聲」，甚至說話斷斷續續，經常覺得疲倦乏力。而且，還常有在靜止時容易出汗、少量活動後大汗淋漓，甚至氣喘、頭暈和心慌等情況。中醫學認為這是因為保護身體的衛氣不足、皮膚毛孔的開合功能失調、汗液排泄紊亂所致。

氣虛體質的人若在出汗後吹風，便很容易受寒，所以常出現反覆感冒的問題。台灣人生活習慣紊亂，長期缺乏運動、熬夜、工作壓力大、飲食失衡和長期處於空調環境下工作等，都是導致氣虛的因素。

氣虛體質反映了身體臟腑的功能衰退，維持人體的生命元素不足，是一種全身性的虛弱表現。如沒有適當的調理，症狀會愈趨明顯，甚至會影響到其他臟腑，加重病情。

致病原因

❶ **先天因素：**與父母體質、懷孕和生育過程等密切相關。常見於母孕期間患病（包括嚴重的感冒）、跌倒損傷、精神刺激、誤服藥物等因素損傷胎兒；或父母健康欠佳、孕母素體氣血不足、高齡妊娠等，均可能導致胎兒稟賦虛弱，先天的氣不足。

❷ **後天因素：**紊亂的生活習慣（包括長期缺乏運動、熬夜、工作壓力大、

飲食失衡和長期處於空調環境下工作等）、年老體弱、重病後未及時調養、疲勞或安逸過度、操勞過度都會引致氣虛。

飲食原則：補中益氣，健脾補腎。

改善氣虛體質的飲食原則為「虛則補之」，為了能達到補益效果，除了多進食補氣食材外，也可以採氣血兩補，但要注意食材用量不宜過大。此外，亦應注意保健脾胃，以免補了後反而膩滯，妨礙身體吸收。氣虛的表現多為臟腑功能減退而尚未見寒象，所以不需要進食過於溫熱的食物，可多進食性平或微溫，以及易於消化的食物。

宜 應多吃熱食，平性或微溫食物，多喝溫水。

忌 少食寒濕生冷食物、冷飲、油膩厚味和辛辣發物，如雞頭、豬頭內外的各個部分、蔥、椒、薑、韭菜、酒、蟹、筍、芥菜、苜蓿、鹹菜、羊肉等。

比例食療法：氣虛型人進食口訣 2：5：3

寒/涼 寒/涼 平 平 平 平 平 溫/熱 溫/熱 溫/熱

補氣食材 TOP 12

	性味	功用
雞肉	甘，溫	溫中，益氣，補精，填髓。
鱔魚（黃鱔）	甘，溫	益氣血，補肝腎，強筋骨，祛風濕。
山藥	甘，平	補脾，養肺，固腎，益精。
甘薯（番薯，地瓜，紅薯）	甘，平，無毒	補虛乏，益氣力，健脾胃，強腎陰，功同薯蕷。
芋頭	甘，辛，平	健脾補虛，散結解毒。
南瓜	甘，平	解毒消腫。
栗子	甘，微鹹，平	益氣健脾，補腎強筋，活血止血。
米豆（飯豆，眉豆）	甘，鹹，平	補中益氣，健脾益腎。
白米（粳米）	甘，平	補氣健脾，除煩渴，止瀉痢。
豬舌	甘，平	健脾益氣。
鵝掌	甘，平	補氣益血。
鯧魚	甘，平	益氣養血，舒筋利骨。

在補氣食材 TOP12、食物四性表選擇合適的食物，並以傳統中醫學的均衡膳食概念（五穀＋五果＋五畜＋五菜）及現代醫學「健康飲食金字塔」，作出合理配搭。

04 血虛體質

總是覺得頭暈、臉色慘白，易失眠

當體內血液生化不足，以及過度耗損血液或津液的時候，例如溫熱病後出汗過多或長期注視工作後，會導致肢體、臟腑、五官、百脈缺乏滋養，出現全身性虛弱表現，如頭暈、臉色淡白、心悸、失眠、脫髮、手足麻木、皮膚乾燥等，導致變成血虛體格。血虛體質的表現與貧血相似，婦女在月經後症狀會更加明顯。如經常出現上述情況，應及早調理，未病先防，避免症狀惡化和併發其他疾病。

致病原因

1. **先天因素：**先天氣血不足，可由父母遺傳，或受懷孕和生育過程的影響。常見於母孕期間患病（包括嚴重的感冒）、跌倒損傷、精神受刺激、誤服藥物等，致損傷胎兒；或父母健康欠佳，孕母素體氣血不足、高齡妊娠，都有可能導致胎兒稟賦不足。
2. **後天因素：**現代人生活緊張，工作疲勞過度，缺乏充足休息；精神壓力大，憂思過度；食無定時、飲食失衡，導致脾胃消化功能受損。或者失血過多、長期久病不癒、汗出過多，均會導致體內血液生成不足。另外，「久視傷血」，長時間集中精神閱讀和使用電腦，會引致血的不足，發展成血虛體質。

飲食原則：滋養血液，調補肝腎。

改善血虛體質的飲食原則為「虛則補之」，應進食較多的補血食材。由於中醫理論認為氣為血之母，氣血關係十分密切，而且補血、養血的食物較滯膩礙胃，性偏陰潤，若佐以益氣、理氣、健脾胃的食物，有助於運化和吸收，增強補血效果，因此，亦可適量進食補氣和行氣的食物。

(宜) 飲食宜溫，應多進食熱食，喝溫水，對於貧血人士，尤其是缺鐵性貧血患者，可選擇進食含鐵質較多的食物，例如黑木耳、豬肝、牛肉、羊肉、雞腎、芝麻、黑豆、腐皮等。

(忌) 生冷食物、冷飲、油膩食物。如血虛損及陰液，產生虛熱，要注意少吃油炸香燥食物，同時配合吃偏涼的食物。

比例食療法：血虛型人進食口訣 1：7：2

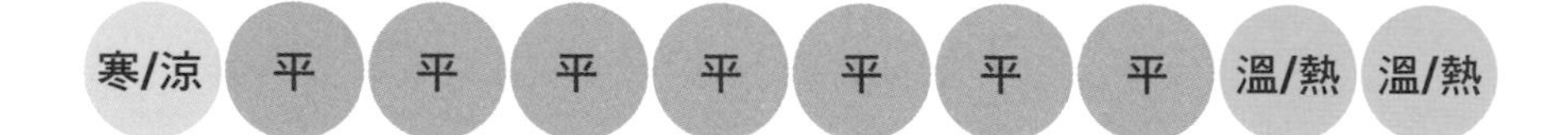

補血食材 TOP 12

	性味	功用
松子（海松子）	甘，微溫	潤燥，養血，驅風。
紅棗（大棗）	甘，溫	補脾胃，益氣血，安心神，調營衛氣，和藥性。
石斑魚	甘，溫	潛陽，養血，安神。
豬肝	甘，苦，溫	補肝明目，養血健脾。
龍眼肉	甘，溫	補心脾，益氣血，安神。
烏骨雞	甘，平	補肝腎，益氣血，退虛熱。
烏賊魚肉	鹹，平	養血滋陰。
魚鰾	甘，平	補腎，養血，止血，消腫。
葡萄（提子）	甘，酸，平	補氣血，舒筋絡，利小便。
黑芝麻	甘，平	養血益精，潤腸通便。
豬血	鹹，平	補血，養心，止血。
雞蛋（雞子）	甘，平	滋陰潤燥，養血安胎。

在補血食材 TOP12、食物四性表選擇合適的食物，並以傳統中醫學的均衡膳食概念（五穀＋五果＋五畜＋五菜）及現代醫學「健康飲食金字塔」作原則，作出合理配搭。

05 陰虛體質

下午後容易覺得胸中、手心發熱，且顴骨易發紅

陰虛就是體內必需的陰液（包括了全身的血液、津液、汗液和精液等）出現不足或虧損，未能充分滋養身體，不能制衡身體的陽氣，導致陽氣過盛（虛火上升）的表現。

因為陰虛的體質同時會出現火旺的症狀，包括煩熱、潮熱盜汗、面顴紅、失眠多夢和口舌生瘡等，於是很多人誤以為自己是體內有過多「熱氣」或「熱毒」，結果誤服大量清熱解毒的食材或中藥，導致病情反覆難癒，甚至加重症狀。

雖然虛熱與實熱症狀相似，但還是有分別的。虛熱（陰虛火旺的熱）主要出現在胸中、手心和足心，下午後發生的次數較多，面紅多以兩側顴骨為主，口舌潰瘍多是長期出現，反覆不癒。

另外，患者以為大量飲水就能補充陰液和緩解陰虛症狀，但其實陰液是體內水液和脾胃吸收的營養物質結合而成。因此，大量飲水未必能立刻緩解陰虛症狀，必須配合良好的生活習慣才能奏效。

致病原因

❶ **先天因素：**先天氣血不足，可能會受到父母遺傳、懷孕和生育過程等因素影響。常見於母孕期間患病（包括嚴重的感冒）、跌倒損傷、精神刺激（如大怒）、誤服藥物等，損傷胎兒；

或父母健康欠佳、孕母素體熱盛或陰虛、妊娠期間過食熱性食物、高齡妊娠導致胎兒先天陰陽失衡。

❷ **後天因素：**不良飲食習慣、過度吃辛辣溫燥之物、年老體虛、慢性疾病長期不癒、長期疲勞、操勞過度、工作壓力大，或情緒緊張過度等因素影響，可導致陰液長期耗損，臟腑功能出現障礙。

飲食原則：滋陰清熱潤燥

改善陰虛體質的飲食原則為「虛則補之」，應較多進食清補和滋陰的食材，且必須合理調配，以不傷陽氣為原則。

㊜ 飲食宜清淡，可多食蔬果，酸、甘味的食物，以助化生陰液。

(忌) 辛辣、油膩和油炸香燥食物，以免燥熱之邪益盛，導致血和津液生化功能失調。

比例食療法：陰虛型人進食口訣 3：6：1

寒/涼 寒/涼 寒/涼 平 平 平 平 平 平 溫/熱

養陰食材 TOP 12

	性味	功用
白鴨肉	甘，微鹹，平	補氣滋陰，利水消腫。
海參	甘，鹹，平	補腎益精，養血潤燥，止血。
燕窩	甘，平	養陰潤燥，益氣補中，化痰止咳。
鮑魚（鰒魚）	甘，鹹，平	滋陰清熱，益精明目，調經潤腸。
鱉肉（甲魚肉，水魚肉）	甘，平	滋陰補腎，清退虛熱。
白木耳（銀耳、雪耳）	甘，淡，微涼	滋陰生津，潤肺養胃。
竹笙（竹蓀）	甘，微苦，涼	補氣養陰，潤肺止咳，清熱利濕。
梨（白梨，沙梨，秋子梨）	微酸，涼	潤燥，生津，清熱，化痰。
豬皮	甘，涼	清熱養陰，利咽，養血止血。
牛奶	甘，微寒	補虛損，益肺胃，養血，生津潤燥，解毒。
百合	甘，微苦，微寒	養陰潤肺，清心安神。
豬肉	甘，鹹，微寒	補虛，滋陰，潤燥。

在養陰食材 TOP12、食物四性表選擇合適的食物，並以傳統中醫學的均衡膳食概念（五穀＋五果＋五畜＋五菜）及現代醫學「健康飲食金字塔」，作出合理配搭。

06 陽虛體質

冬天怕冷，較易有性功能問題

很多人對「陽虛」的理解侷限於性功能減退或男性疾病，但其實男女老幼均可能是陽虛體質。中醫學認為陽虛是體內陽氣虛損，功能減退，機能反應性衰弱的病理狀態，也是氣虛和寒證進一步加重的病理表現，屬於一種較複雜的情況。這種體質的特點包括虛和寒的表現，如嚴重怕冷、四肢冰冷、喜飲暖水、乏力、大便如水狀。在夏季時，常因得到陽氣之助，袪散陰寒，使症狀得以緩解，而在冬季則會加重。

陽氣是維持人體生命的重要元素，具有推動氣血、溫養臟腑和保衛人體的功能，是人體抵禦病邪的防線。陽虛體質人士若得不到適當的調理保護，禦寒能力和抗病邪能力會明顯下降，誘發慢性疾病，影響壽命。

致病原因

❶ **先天因素：**先天的氣血不足可能會受到父母遺傳因素、懷孕和生育過程影響。常見於母孕期間患病（包括嚴重的感冒）、跌倒損傷、精神刺激、誤服藥物等，損傷胎兒；或父母健康欠佳、孕母素體陽虛、高齡妊娠，均可能導致胎兒稟賦不足。

❷ **後天因素：**長期飲食不當或愛食生冷，損傷脾胃的陽氣，影響消化吸收功能，或勞累過度、年老體弱和長期病患的人未及時調養，引起腎臟的陽氣損傷，會導致身體臟腑功能衰退。

飲食原則：溫陽散寒。

改善陽虛體質的飲食原則為「虛則補之」，應較多進食溫性和具補陽作用的食材，且合理調配補氣食物，以助臟腑之功能，增加抗病能力。

(宜) 多吃熱食，喝溫水、熱粥或熱湯。
(忌) 進食生冷食物和冷飲，以免進一步損傷人體陽氣。

比例食療法：陽虛型人進食口訣 1：5：4

寒/涼 平 平 平 平 平 溫/熱 溫/熱 溫/熱 溫/熱

補陽食材 TOP 12

	性味	功用
胡桃仁（核桃）	甘，澀，溫	補腎益精，溫肺定喘，潤腸通便。
韭菜	辛，溫	補腎，溫中，散瘀，解毒。
淡菜（青口，貽貝）	甘，鹹，溫	補肝腎，益精血，消癭瘤。
豬肚	甘，溫	補虛損，健脾胃。
龍蝦	甘，鹹，溫	補腎壯陽，滋陰，安神。
草魚（鯇魚）	甘，溫	平肝息風，溫中和胃。
糯米	甘，溫	補中益氣，健脾止瀉，收斂止汗，解毒。
櫻桃（車厘子）	甘，酸，溫	補脾益腎。
鱒魚	甘，溫，無毒	暖胃和中。
胡椒	辛，熱	溫中散寒，下氣止痛，止瀉，開胃，解毒。
羊肉	甘，熱	溫中暖腎，益氣補虛。
榴槤	辛，甘，熱	活血散寒，緩急止痛。

在補陽食材 TOP12、食物四性表選擇合適的食物，並以傳統中醫學的均衡膳食概念（五穀＋五果＋五畜＋五菜）及現代醫學「健康飲食金字塔」作原則，作出合理配搭。

07 痰濕體質 較常出現在肥胖者身上，常覺得臉油、多汗

由於地理環境潮濕，加上偏嗜肥膩、濃味和生冷的飲食文化所影響，台灣人的體格特別容易困「濕」。濕氣長期聚於身體內會形成「痰」，痰分為有形和無形兩種，有形的痰可從口中吐出，而無形的痰是一種痰濁濕邪，以無固定的形態藏在體內經絡，阻礙氣血運行。「痰」與「濕」經常同時存在於體內，形成痰濕體質。

中醫學認為，痰濕體質多見於肥胖人士，或以前很瘦但現在卻變胖的人。其特點為腹部肥滿鬆軟，臉部皮膚油脂分泌較多，多汗而黏，亦可見胸悶、痰多、面色黃、容易困倦等。另外，由於濕邪的特性黏滯，容易阻礙氣的運行，故病情幾乎是綿綿不斷，需要較長的治療時間，過程中還要配合生活飲食，避免增添致病因素。

致病原因

❶ **外濕：** 指生活於潮濕的氣候和環境，包括長期感受霧露之邪或涉水淋雨、久居濕地、或長期水中作業等，濕濁之邪入侵體內，令臟腑機能和氣血循環受損，形成痰濕。

❷ **內濕：** 多見飲食習慣不良、情緒抑鬱過度、先天氣血不足，或年老體虛，導致脾胃功能失調，水液代謝受阻，濕濁停留體內，日久聚形成痰，阻礙經絡的氣血運行。

痰濕型

飲食原則：健脾、祛痰、化濕。

改善痰濕體質的飲食原則為「實則瀉之」。中醫學認為脾為生痰之源，脾虛失於運化會形成痰濕，故應進食較多健脾和化濕的食材。此外，也要合理調配補氣的食物，以助臟腑之功能，增加抗病能力。

另外，痰濕還可細分寒濕和濕熱。寒濕指體內寒邪和濕邪之氣旺盛的人，應適量進食溫性食物，並多趁熱進食，避免生冷飲食，以防加重損害脾胃運化功能。濕熱則指體內痰濕日久，鬱而化熱（濕濁長期困於體內，使體內氣機流動受阻，陽氣不伸，鬱結而化熱，熱與濕邪結聚留連不去），或是痰濕體質兼夾熱型體質，飲食宜清淡，少吃辛辣煎炸、肥膩濃味和甜味食物，以免加重情況。

痰濕體質除根據痰濕體質的飲食原則外，還應該適當留意兼夾體質的變化，調節食物性味比例。

宜 飲食清淡，可適當進食有健脾、祛濕功效的食物。

忌 生冷食物和冷飲、辛辣煎炸、肥膩濃味和甜味食物。

比例食療法：痰濕型人進食口訣 1：7：2

寒/涼　平　平　平　平　平　平　平　溫/熱　溫/熱

祛痰食材 TOP 12

	性味	功用
杏仁	苦，微溫，小毒	降氣化痰，止咳平喘，潤腸通便。
黃皮果	辛，甘，酸，微溫	行氣，消食，化痰。
陳皮	辛，苦，溫	理氣調中，降逆止嘔，燥濕化痰。
扁豆（白扁豆）	甘，淡，平	健脾化濕，消暑。
豇豆（豆角）	甘，鹹，平	健脾利濕，補腎澀精。
黃豆	甘，平	健脾消積，利水消腫。
鯉魚	甘，平	健脾和胃，下氣利水，通乳，安胎。
鯪魚（鯰魚）	甘，平	清熱利水除濕。
赤小豆	甘，酸，微寒	利水消腫退黃，清熱解毒消癰。
薏苡仁（薏米）	甘，淡，微寒	利濕健脾，舒筋除痹，清熱排膿。
昆布（海帶）	鹹，寒	軟堅化痰，利水消腫。
柚	酸，甘，寒	消食，化痰，醒酒。

在祛痰食材 TOP12、食物四性表選擇合適的食物，並以傳統中醫學的均衡膳食概念（五穀＋五果＋五畜＋五菜）及現代醫學「健康飲食金字塔」，作出合理配搭。

08 血瘀體質

看起來常覺得臉、唇色暗沉，可能有靜脈曲張問題

中醫學的「血瘀」並非指「嚴重外傷」、「血管閉阻」、「內出血」等危重疾病。凡離開經脈的血液不能及時排出和消散，停留於體內，或血液運行不暢，瘀積於經脈或臟腑組織器官之內，均可稱為血瘀。因此，血瘀的成因和形態表現廣泛，既可是病又可是症狀，可是有形之物又可是無形之態。

簡單來說，血瘀概括了現代醫學的血液循環障礙等範疇，體內血液循環不暢，五臟功能不調，身體各器官和經絡會出現瘀阻，使臟腑功能低下，嚴重可誘發體內的衍生物，如腫瘤和息肉等。

「不通則痛」，血瘀體質人士除了常見的面唇晦黯、皮下出血、靜脈曲張外，還可能會出現長期的身體疼痛，這種疼痛如針刺或刀割，痛處固定不移而且按壓時更痛，痛感在夜間更加劇烈。

致病原因

❶ **內傷血瘀：** 可見寒凝（寒氣侵襲機體，導致血液凝滯，運行不暢）、氣滯（氣機鬱滯阻礙血液運行）和氣虛（氣虛體弱不能運行血液、血液生成不足）等不同情況；一般而言，內傷血瘀與過度進食生冷食物、勞損過度、年老體虛和情緒過度等因素有關，形成和康復的時間也相對較長。

❷ **外傷血瘀**：多見於跌打外傷，筋骨經絡臟腑受損；形成和康復的時間相對較短。

飲食原則：行氣活血，化瘀止痛。

改善血瘀體質的飲食原則為「實則瀉之」，可多進食有活血祛瘀作用的食材，並合理調配補氣和行氣的食物，使氣能推動血行，氣血運行通暢。

(宜) 飲食清淡，多熱食。
(忌) 鹹食、生冷、冷飲和辛辣煎炸、肥膩濃味的食物。

比例食療法：血瘀型人進食口訣 1：6：3

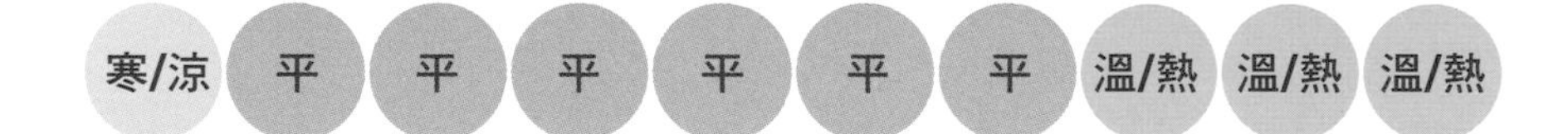

祛瘀食材 TOP 12

	性味	功用
山楂	酸，甘，微溫	消食健胃，行氣散瘀。
紅砂糖	甘，溫	補脾暖肝，活血散瘀。
桃子	甘，酸，溫	生津，潤腸，活血，消積。
酒	甘，苦，辛，溫	通血脈，行藥勢。
魚油	甘，溫，有小毒	活血，降脂。
醋	酸，甘，溫	散瘀消積，止血，安蛔，解毒。
黑大豆	甘，平	活血利水，祛風解毒，健脾益腎。
紅蔥（小紅蒜）	苦，辛，涼	清熱解毒，散瘀消腫。
茄子（矮瓜）	甘，涼	清熱，活血，消腫。
蟹	鹹，寒	清熱，散瘀，消腫解毒。
藕（蓮藕）	甘，寒	清熱生津，涼血，散瘀，止血。
落葵（龍宮菜）	甘，酸，寒	滑腸通便，清熱利濕，涼血解毒，活血。

在祛瘀食材 TOP12、食物四性表選擇合適的食物，並以傳統中醫學的均衡膳食概念（五穀＋五果＋五畜＋五菜）及現代醫學「健康飲食金字塔」，作出合理配搭。

09 鬱型體質 總是心事重重，老是在嘆氣

現代人生活緊張，工作繁忙，精神壓力大，作息時間紊亂，情緒經常處於過度緊張狀態。中醫學的「鬱」泛指一切與精神情緒有關的表現，常見心情抑鬱，情緒波動，憂鬱多疑，性情急躁易怒等，並伴隨多樣化的身體不適症狀。

「鬱」的成因與情緒和體質因素有關，也與先天和後天因素相互影響。而長期的情緒刺激，會導致一系列內臟功能失調。情緒影響體質的強弱，而體質亦可影響情緒的變化。在這惡性循環影響下，病情容易惡化。故在注意調理臟腑氣血的同時，還須配合情緒方面的輔導。

鬱型體質經常出現反覆嘆氣的症狀，中醫稱為「喜太息」，多見於肝氣鬱結。肝有疏泄的功能，因情緒不舒，或惱怒傷肝，或其他原因，影響肝臟氣機升發和疏泄，可引起肝鬱的病症，可見胸脇肋骨脹滿或竄痛，胸悶不舒，氣逆者則咽中更似有異物梗阻，症狀隨情緒變化而增減。

致病原因

❶ **先天因素：** 先天氣血不足，運行不暢，可能會受到父母遺傳因素、懷孕和生育過程影響。常見於母孕期間患病（包括嚴重的感冒）、跌倒損傷、精神刺激（憂思或悲傷過度）、誤服藥物等，損傷胎兒；或父母健康欠佳、孕母精神抑鬱、高齡

妊娠，均可能導致胎兒氣血失調。

❷ **後天因素：** 長期生活緊張，工作疲勞過度，精神壓力大，憂思過度，長期的情緒刺激，引致臟腑功能失調，如肝臟失去調氣的運行的功能；不良飲食習慣，吃過量辛辣溫燥之物；體質出現變化等（特別是更年期婦女），體內陰陽失衡，都可能使氣血運行不暢，氣機鬱滯。

飲食原則：疏肝理氣，安神解鬱。

改善鬱型體質的飲食原則為「實則瀉之」，應進食較多的解鬱和安神食材。同時，還需要合理調配行氣的食物，增強疏通氣機的功能。「久鬱化火」，由於氣鬱的人容易上火，宜在需要時選擇性質偏涼之品。在選用具清熱作用的食材時，需要謹慎配搭，不可過於寒涼。

(宜) 飲食清淡

(忌) 生冷食物、冷飲、刺激性飲料，以及辛辣、燥熱、煎炸、肥膩、濃味的食物。

比例食療法：鬱型人進食口訣 2:6:2

寒/涼 寒/涼 平 平 平 平 平 平 溫/熱 溫/熱

解鬱食材 TOP 12

	性味	功用
佛手柑	辛，苦，溫	疏肝理氣，和胃化痰。
玫瑰花	甘，微苦，溫	理氣解鬱，和血調經。
金橘（金橘、金彈、金柑）	甘，微酸，辛，溫	理氣，解鬱，化痰，醒酒。
茉莉花	辛，微甘，溫	理氣開鬱，辟穢和中。
迷迭香	微辛，溫，無毒	發汗，健脾，安神，止痛。
紫蘇葉	辛，溫	散寒解表，行氣化痰，安胎，解魚蟹毒。
羅勒（九層塔）	辛，溫	疏風行氣，化濕和中，活血，解毒。
佛手瓜	甘，平	理氣和中，疏肝止咳。利尿。
猴頭菇	甘，平	健脾養胃，安神，抗癌。
豬心	甘，鹹，平	養心，安神，鎮驚。
金針（金針菜）	甘，涼	利濕熱，解鬱，涼血。
百合	甘，微苦，微寒	養陰潤肺，清心安神。

在解鬱食材 TOP12、食物四性表選擇合適的食物，並以傳統中醫學的均衡膳食概念（五穀＋五果＋五畜＋五菜）及現代醫學「健康飲食金字塔」，作出合理配搭。

林醫師診療室

比例食療之快速記憶法

體格 / 四性	寒 / 涼	平	溫 / 熱
寒型	2	4	4
熱型	4	4	2
氣虛型	2	5	3
血虛型	1	7	2
陰虛型	3	6	1
陽虛型	1	5	4
血瘀型	1	6	3
痰濕型	1	7	2
鬱型	2	6	2

（將一日三餐分成 10 等份）

10 雙重型體質

在兩種體質中均出現五個或以上 ✓ 的記錄，以出現次數較多的體質為主型體質，另一則為次型體質。

（主型體質食物四性比例 × 量表中 ✓ 數目）

＋

（次型體質食物四性比例 × 量表中 ✓ 數目）

÷

主型體質及次型體質於量表中 ✓ 的總數

11 三重型體質

在三種體質中均出現五個或以上 ✓ 的記錄，以出現次數最多的體質為主型體質，其他則為次型體格。

（主型體質每天攝入食物四性比例 × 量表中 ✓ 數目）

＋

（次型體質每天攝入食物四性比例 × 量表中 ✓ 數目）

＋

（次型體質每天攝入食物四性比例 × 量表中 ✓ 數目）

÷

主型體質及所有次型體質於量表中 ✓ 的總數

12 多重型體質

超過三種體質中均出現五個或以上 ✓ 的記錄，以出現次數最多的三種體質計算，以出現次數最多的體質為主型體質，其他則為次型體質。

(主型體質每天攝入食物四性比例 × 量表中 ✓ 數目)

＋

(次型體質每天攝入食物四性比例 × 量表中 ✓ 數目)

＋

(次型體質每天攝入食物四性比例 × 量表中 ✓ 數目)

÷

主型體質及所有次型體質於量表中 ✓ 的總數

13 不定型體質

在九種體質中均沒有出現五個或以上 ✓ 的記錄，但以出現次數最多的體格為暫定體質，建議暫時進食平性食物為主，並諮詢或尋求中醫師的診斷意見。

範例：雙重型體質如何計算飲食比例

主型體質：氣虛體質（8✓）

次型體質：陰虛體質（5✓）

步驟一 → 計算「溫熱食物」四性比例

（氣虛體質每天攝入食物的四性比例（溫熱） × 量表中✓數目）

（陰虛體質每天攝入食物的四性比例（溫熱） × 量表中✓數目）

÷

氣虛體質及陰虛體質於量表中✓的總數

[(3 × 8✓) + (1 × 5✓)] ÷ (8✓ + 5✓)

= 2.23

溫熱食物四性比例＝ 2.23

步驟二 → 計算「平性食物」四性比例

（氣虛體質每天攝入食物的四性比例（平性） × 量表中 ✓ 數目）

＋

（陰虛體質每天攝入食物的四性比例（平性） × 量表中 ✓ 數目）

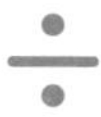

氣虛體質及陰虛體質於量表中 ✓ 的總數

[（5 X 8 ✓）＋（6 X 5 ✓）] ÷（8 ✓ ＋ 5 ✓）

＝ 5.38

平性食物四性比例＝ 5.38

步驟三 → **計算「寒涼食物」四性比例**

（氣虛體質每天攝入食物的四性比例（寒涼） × 量表中 ✓ 數目）

＋

（陰虛體質每天攝入食物的四性比例（寒涼） × 量表中 ✓ 數目）

÷

氣虛體質及陰虛體質於量表中 ✓ 的總數

$$\left[(2 \times 8✓) + (3 \times 5✓) \right] \div (8✓ + 5✓) = 2.38$$

寒涼食物四性有營比例＝ 2.38

因此，「氣虛體質＋陰虛體質」的體質需要的**飲食比例如下**

＝ **2.38：5.38：2.23**

寒/涼　寒/涼	平　平　平　平　平　平	溫/熱　溫/熱
2.38	：　5.38　：	2.23

換句話說，氣虛兼陰虛體質的人士選擇食物時，應以平性佔 1/2 為主，另一半則用比例相等的溫熱與寒涼食材，當中寒涼的食物可以稍微多一些。

14 選對烹調法改變食物的屬性

烹調方法對體質有重要的影響，選擇適合自己和配合食物特質的烹調方法，不但能保證膳食品質，更可有效保存食物中原有的營養素，避免營養遭受破壞而損失，加強健康飲食的功效。

以下詳細介紹 17 種烹調方法，煎煮炒炸都有功效，包括方法、完成的食物特點以及保健功能，幫助讀者了解與運用。

燉

- **方法：**又可分為隔水燉和不隔水燉兩種。
- **隔水燉：**將食材放入沸水內燙去腥污，再置入瓷製或陶製的器皿，加入調味料和湯汁，封口後放進鍋裡（鍋內的水位以滾沸後水不浸入器皿為標準），蓋緊鍋蓋，以沸水隔水煮 2 至 3 小時。
- **不隔水燉：**先用沸水將食材的腥污燙洗去，再置於陶製器皿內，加入調味料和水，加蓋並以大火煮沸，撈掉泡沫後，以小火煮 2 至 3 小時至酥爛。
- **食物特點：**質地軟爛，原汁原味。
- **作用及宜忌：**具有較好的滋補功能，適合老弱體虛的人食用。動物肉、骨類食品宜用此法。

燜

- **方法：**將食物洗淨切塊，油熗後改用小火添汁進行較長時間加熱，直至食物酥軟入味。
- **食物特點：**酥爛、汁濃、味厚。
- **作用及宜忌：**保健滋補效用與燉相近，只是食物經油熗之後，更偏於性熱，熱型體質者宜少用。

煨

- **方法：**置食物於煨鍋內，加入清水和調料，用火燒開，撈掉浮沫後加蓋，用小火或餘熱熬煮至湯汁黏稠和熟爛鬆軟。
- **食物特點：**湯汁稠濃，口味醇厚。
- **作用及宜忌：**具有滋補作用。這種烹飪法使菜餚性質偏溫，適合陽虛體格人士使用。煨可使水溶性維他命和礦物質溶於湯內，只會有少部分維他命損失。

蒸

- **方法：**食物拌好調味料後，隔水加熱，利用水蒸氣將之蒸熟。可在食物中加入清水或湯汁，也可不加水。因原料不同，又有粉蒸、清蒸、包蒸的分別。
- **食物特點：**由於溫度高（可達 120℃以上），原料的水分不再蒸發，可保持食物形狀的完整，造型整齊美觀，原汁原味，質地細嫩軟滑。
- **作用及宜忌：**性質平和，油脂較少，可用於清補或平補。因其性質不寒不熱，是飲食保健的烹調中，最廣泛使用的一種方法。

煮

- **方法：**將食物放入量較多的清水或湯汁中，用大火將湯水燒開，再用小火煮熟，時間比燉為短。
- **食物特點：**能突出主料味道，成品美味清鮮。
- **作用及宜忌：**性質較平和。這種烹飪法對碳水化合物及蛋白質具有部分水解作用，會使水溶性維他命（如維他命B、維他命C）及礦物質（鈣、磷等）溶於水中，對脂肪影響不大。

熬

- **方法：**烹製時間較燉更長，多為3小時以上。
- **食物特點：**汁稠味濃。
- **作用及宜忌：**非常適用於膠質重的食材。老弱之人可選用此烹調方法。

炒

- **方法：**將油鍋燒熱後，把切細之食材直接入鍋，以急火快速翻炒至熟。有生煸、回鍋（熟炒）、滑炒、軟炒、乾煸的不同。
- **食物特點：**鮮香入味，或滑嫩，或爽脆。
- **作用及宜忌：**烹製時間短，湯汁少，完成迅速，營養素流失少。應注意油分的用量。

炸

- **方法：**鍋中置入較大量的油，加熱至一定程度，再將食材直接投入熱油中加熱至熟或黃脆。此法可單獨烹製食物，同時也是多種烹調方法過程中半成品的準備方式。有清炸、乾炸、軟炸、酥炸、鬆炸、包炸等不同。
- **食物特點：**清香酥脆。
- **作用及宜忌：**其性熱燥，容易助熱上火，不宜多食，體熱之人尤其不宜。由於溫度高，對所有營養素都有不同程度的破壞。蛋白質及脂肪因高溫而嚴重變性，失去其功用。其中滑炸法則因食物外層裹有蛋清或濕澱粉，形成保護薄膜，故對食材本身營養素損失較少。

燒

- **方法：**經過煸、煎、炸、煮等方法處理食物後，加入適量的調料和清水（或湯汁），用大火燒開，再改用小火烹煮至特定色味，最後調大火收汁。
- **食物特點：**汁稠、味鮮、熟爛。
- **作用及宜忌：**此法烹煮的食物性質也偏溫熱，容易上火的人士注意使用。

爆

- **方法：**原料經初步熱處理後，先用熱油鍋煸炒輔料，再放入主料，倒入芡汁快速翻炒至熟。
- **食物特點：**成菜脆嫩鮮香。
- **作用及宜忌：**此法多用於肉類或內臟，因急火旺油，在短時間內加熱，迅速出鍋，故性偏溫熱。

溜

➲ **方法：**原料調味後，經炸、煮、蒸、滑油等初步加熱成熟，再以熱油將輔料炒至半熟，加入主料，倒入兌好的芡汁（如糖醋汁）快速翻炒至全熟；或不回鍋，將芡汁直接趁熱澆在材料上。溜法必須勾芡。可分為炸溜、滑溜、軟溜。

➲ **食物特點：**成菜清亮透明，質地鮮嫩可口。

➲ **作用及宜忌：**根據初步加熱的方法而有所不同。若採取炸、滑油等方法，性質會偏於溫熱，也較油膩，熱型體質人士及消化功能不佳者或須慎用。

拌

➲ **方法：**將食物的生料或已放涼的熟料切製成一定形狀，再加入調味品拌勻而成，有生拌、熟拌、溫拌、涼拌的不同。

➲ **食物特點：**清涼爽口，能理氣開胃。

➲ **作用及宜忌：**拌法簡便靈活，營養流失少，用料廣泛，易調口味。因食物溫度較低，熱型體質及陰虛火旺人士可適度使用。

熗

➲ **方法：**將食材切製成所需形狀，用沸水焯燙或滑油後，趁熱加入各種調味品，如味素、花椒等拌漬調成。有水焯熗、油滑熗、焯滑熗等不同製法。

➲ **食物特點：**無汁，口味或清淡，或鮮鹹麻香，清爽脆嫩。

➲ **作用及宜忌：**根據不同的體格選擇方法、食材和調料。例如熱型宜選水焯熗和蔬菜食材，減少油分攝取，以免因膩滯積熱，也不宜選用熱性的花椒作調味。

醃

➲ **方法：**將原料浸入調味汁中，或以調味品拌勻，醃製一定時間，使原料入味，並排除原料內部的水分。有鹽醃、酒醃、糟醃等不同製法。

➲ **食物特點：**清脆鮮嫩，濃郁不膩。

➲ **作用及宜忌：**醃製食物經烹煮後，較容易消化。醃製時間的長短與營養素損失多少成正比。時間愈長，維他命 B 和 C 損失愈多，反之則少。

凍

➲ **方法：**將含膠質較多的原料投入調味品，加熱烹煮達一定程度後停止加熱，待其冷凝後食用。

➲ **食物特點：**晶瑩剔透，清香爽口。

➲ **作用及宜忌：**此法性質偏寒涼，寒型及陽虛體質不宜過量使用。原料必須是含膠汁多者，否則難以成凍。營養素流失較少。

滷

➲ **方法：**把食物放入由醬油和香料調配成的滷水汁，並加熱煮熟。滷水汁可重覆使用。

➲ **食物特點：**味濃，甘香。

➲ **作用及宜忌：**食物存放時間可有效延長，同時保存肉類食物的質地。食物中的維他命和部分礦物質溶於滷汁中，營養損失較少。痛風患者應注意使用。

烤

- **方法：**將食物置於明火或炭火上直接烤熟。
- **食物特點：**香脆可口，質地較乾。
- **作用及宜忌：**烤熟的食物偏辛燥，熱型及陰虛體格人士不宜食用。烤法使維他命 A、B、C 及脂肪等受到相當大的損失，如用明火直接烤，還會使食物產生致癌物質。

九型體質 VS 烹調法

烹調方法		寒型	熱型	氣虛	血虛	陰虛	陽虛	痰濕	血瘀	鬱型
1.	燉	○	×	○	○	○	○	×	○	○
2.	燜	○	×	○	○	×	○	×	×	×
3.	煨	○	×	○	○	×	○	×	×	×
4.	蒸	○	○	○	○	○	○	○	○	○
5.	煮	○	○	○	○	○	○	○	○	○
6.	熬	○	×	○	○	○	○	×	×	○
7.	炒	○	×	○	○	×	○	○	○	○
8.	炸	○	×	○	×	×	○	×	×	×
9.	燒	○	×	○	○	×	○	×	×	○
10	爆	○	×	○	○	○	○	○	○	○
11.	溜	○	○	○	○	○	○	○	○	○
12.	涼拌	×	○	×	×	○	×	×	×	○
13.	熗	○	×	○	○	×	○	○	○	○
14.	醃	○	○	○	○	○	○	○	○	×
15.	凍	×	○	×	○	○	×	×	×	○
16	滷	○	×	○	○	×	○	×	○	○
17	烤	○	×	○	×	×	○	×	×	×

○ 可使用的烹調方法　× 避免經常使用的烹調方法

14-1 減少營養素損失的 6 大技巧

食物在烹調時遭到損失，是不能完全避免的，但如採取一些保護性措施，可能使菜餚保存相對較多的營養素。

技巧❶：加醋

由於維他命具有怕鹼而不怕酸的特性，因此可在菜餚中放點醋。另外，在烹調動物性原料時，醋亦可以協助溶解原料中的鈣質，促進身體對鈣的吸收。

技巧❷：謹慎用鹼

鹼會破壞蛋白質及維他命等多種營養素。因此在焯菜或烹製麵食原料，欲令食材酥爛時，亦最好避免用純鹼（蘇打）。

技巧❸：先洗後切

各種菜餚原料，尤其是蔬菜，應先清洗，再進行切配，這樣能減少水溶性原料的損失。而且應該現切現烹，減少營養素因氧化而流失。

技巧❹：上漿掛糊

先用澱粉和雞蛋上漿掛糊，才進行不同的烹調方法，不但可幫助保存原料中的水分和營養素，減少損失，而且能避免高溫導致的蛋白質變性，或維他命被大量分解破壞。

技巧❺：急炒（或蔬菜急焯）

現代營養學建議，烹調時應儘量採用大火急炒（或蔬菜急焯）的方法，縮短菜餚成熟的時間，以降低某些營養素的損失率。據統計，將豬肉切成絲後急炒，其維生素 B1 的損失率只有 13%，但切成塊用慢火燉，維生素損失率則達 65%。

技巧❻：勾芡

勾芡能使食物及汁液混為一體，進食菜餚時，可一同攝取某些浸出的營養成分。

15 九型體質的設計表與建議菜單

15-1 我的專屬 MEMU

找出屬於自己的體質，了解個人體質的飲食要點後，就可開始著手為自己設計獨特而合適的菜單！你可以運用以下表格，作出總結，協助編製專屬於自己的菜單。

A 我的所屬體質

	體質	量表中 ✓ 的數量	比例食療法
主型體質（第一位）			： ：
次型體質（第二位）			： ：
次型體質（第三位）			： ：

B 複合體質的食物四性比例食療法計算

	算式 *	結果
溫熱食物		
平性食物		
寒涼食物		

〔參考 p.84~p.89 頁〕

我的比例食療法：

四性										
比例	：	：

C 我所適用的烹調方法（參考p.97）

D 我的食物選擇清單（參考p.142 ~p.158 ）

	食物選擇
寒	
涼	
平	
溫	
熱	

E 我的建議菜單設計

	菜單	所需材料及烹調方法		備註
		食物（種類）	烹調方法	
早餐				
午餐				
晚餐				

15-2 九型體質的示範菜單

寒型體質

	Day 1	Day 2
早餐	火腿通心粉 洋蔥蘑菇炒蛋	雪菜肉絲麵
午餐	起司焗青花菜貽貝義大利麵 玉米青豆焗馬鈴薯 甘筍牛尾湯	香茅豬排 清炒芥菜 白飯
晚餐	四季豆炒雞柳 鯪魚肉煎釀甜椒 鹹菜胡椒豬肚湯 白飯	蒜蓉蒸海蝦 青椒西芹炒牛肉 雞湯 白飯
水果	蘋果	木瓜

熱型體質

	Day 1	Day 2
早餐	小黃瓜生菜雞腿肉三明治 鮮橙汁	薑絲皮蛋瘦肉粥
午餐	苦瓜洋蔥炒蛋 鳳梨炒鴨胸肉 甜菜根丁炒飯	香煎鮭魚佐檸檬汁 玉米蘑菇番茄濃湯螺旋麵
晚餐	香蔥梅菜蒸豆腐 白焯通菜配腐乳 翠玉瓜炒雞球 白飯	涼拌三寶（海蜇、青木瓜、雞絲） 絲瓜蛋白燴蝦仁 鯪魚豆腐煲 白飯
水果	奇異果	哈蜜瓜

氣虛體質

	Day 1	Day 2
早餐	蒸番薯 芝麻紫菜飯糰	糯米雞 花生紅棗紫米粥
午餐	胡蘿蔔木耳炒肉片 香蒜豉油皇煎黃花魚 南瓜培根焗飯	三色椒花生炒雞丁 清炒茼蒿 泰式燒烏魚 白飯
晚餐	蜜汁焗比目魚 榨菜香菇牛柳絲 滑蛋炒蝦仁 黨參淮山杞子烏骨雞湯 白飯	芋頭燜豬肉 薑絲陳皮蒸鯧魚 薑汁炒芥蘭 糙米飯
水果	櫻桃	木瓜

血虛體質

	Day 1	Day 2
早餐	榛果蛋糕 黑芝麻豆漿	亞麻子葡萄乾燕麥片
午餐	海鮮菠菜焗飯 奶油紅蘿蔔蘑菇湯	XO 醬菠菜炒牛肉 茄汁魚腐燴花椰菜 白飯
晚餐	清蒸石斑魚 松子帶子炒滑蛋 枸杞葉杞子豬肝湯 紅米飯	西芹腰果骰子牛肉 冬菇木耳紅蘿蔔腐皮卷 三色雜豆糯米飯
水果	葡萄	桑椹

陰虛體質

	Day 1	Day 2
早餐	小米綠豆粥 豆奶	白芝麻麵包 桃子優格 牛奶
午餐	蛤仔蒸蛋 甘筍肉絲炒海參 胡麻醬涼拌麵	蒜蓉粉絲蒸蚌 蠔油秋葵 白飯
晚餐	薑絲陳皮清蒸鮮鮑 木耳百合炒豬舌 清炒地瓜葉 白飯 冰糖蓮子雪耳燉木瓜	冰糖醬鴨 香菇竹笙炒花枝 魚乾炒小白菜 白飯
水果	山竹	柿子

陽虛體質

	Day 1	Day 2
早餐	核桃鬆餅 紅茶	韭菜豬肉煎餃 蔥油餅
午餐	青椒香菇茄子串燒 鹽燒秋刀魚 泡菜雞肉絲石鍋拌飯	迷迭香黑胡椒焗羊架配什菜 南瓜蜆肉湯
晚餐	咖喱時蔬炒蝦球 韭黃蔥白炒蛋 乾煸四季豆 紅米飯	豆瓣醬蒸白鱔 五香牛肉 蜜桃汁炒豌豆 上湯龍蝦燴伊麵
水果	蓮霧	番石榴

痰濕體質

	Day 1	Day 2
早餐	杞子燕麥片 雜糧麵包	番茄雞絲通心粉 熱檸檬水
午餐	清炒包心菜 蘆筍豬肉卷 昆布豆腐湯 白飯	法式焗田螺 西芹鮮菇天使麵
晚餐	芥菜頭洋蔥炒肉片 薑蔥炒田雞 大豆芽炒胡蘿蔔絲 白飯	蒜心炒蜆肉 九層塔炒豬腎 蒜蓉炒通菜 淮山扁豆薏仁烏雞湯 白飯
水果	柚子	西柚

血瘀體質

	Day 1	Day 2
早餐	花生紫米粥 韭黃醬油炒麵	栗子包 黑豆漿
午餐	鹽燒烏頭 節瓜排骨湯 白飯	白汁蟹肉菠菜麵 奶油馬鈴薯湯
晚餐	紅蔥頭肉燥煎蛋 清炒落葵 清酒煮大蜆 蒟蒻什菜魚頭湯 白飯	糖醋鯧魚 醬燒茄子 韭菜花炒牛肉 紫菜味增蛋花湯 酒釀湯圓
水果	山楂	桃子

鬱型體質

	Day 1	Day 2
早餐	洛神花果醬麵包 玫瑰花茶	百合小米粥 芋頭饅頭
午餐	香煎秋刀魚 清炒青花菜 火腿節瓜粒泡飯	清炒茼蒿 檸檬蒸石斑魚 白飯
晚餐	淮山蓮子炒百合 佛手瓜炒肉片 薑蔥煮蠔 紅棗茯苓豬心湯 白飯	陳皮蒸鮑魚 黃花菜炒木耳 豆乾蘋果炒雞柳 靈芝猴頭菇豬骨湯 白飯
水果	龍眼肉	橘子

16 結合卡路里計算，食療才不會發胖

16-1 性味和西方營養學的概念很相似

或許有不少人對於本書中所提及的食物「性味」感到疑惑，其實，以西方營養學的概念來說，**性味就像是每日該攝取的各種營養素和類別**，只是西方較強調的是以疾病、體重等指數做調配，而中醫學則以體格的類別，結合食材的性味調配整天所需的營養。

要達到均衡而全面的健康飲食，在使用傳統醫學方法的同時，可參考和結合現代營養學的計算方法，找出個人所需的能量，以及進食的食物分量和比例。那麼，應如何確切評估自己應吃的分量？

步驟 ❶ 找找看：我每天所需的熱量

每人每天所需的食物分量應按各人每天所需的熱量來推算，而熱量需求會因應性別、體重、活動量等影響而有所不同。一般來說，成人每天不可攝取低於 1200 卡路里的熱量。另外，由於青少年處於成長發育階段，所需的熱量會相對較多。

	職業	運動內容
輕量活動	家務工作、文職工作、售貨員、學生等	步行4至5公里、購物、普通家務、高爾夫球等
中量活動	保母、護士、服務生等	園藝、踏單車、網球等
大量活動	運動員、搬運工人、清潔工人等	跑步、爬山、游泳、足球等

成人每天所需熱量參考（卡路里 Kcal）

	年齡	★熱量需求（大卡）				★身高（公分）	★體重（公斤）
		生活活動強度					
		低	稍低	適度	高		
男	19~30	1850	2150	2400	2700	171	64
	31~50	1800	2100	2400	2650	170	64
	51~70	1700	1950	2250	2500	165	60
	71+	1650	1900	2150		163	58
女	19~30	1450	1650	1900	2100	159	52
	31~50	1450	1650	1900	2100	157	54
	51~70	1400	1600	1800	2000	153	52
	71+	1300	1500	1700		150	50

★ 以94~97年國民營養健康狀況變遷調查之輔助資料，利用身高平均值算出身體質量指數(BMI)=22時的體重，再依照不同活動強度計算熱量需求。

＊資料來源：行政院衛生福利部

步驟❷ 對對看：熱量與食物份量換算

根據每天所需的卡路里，可參照以下表格，找出所需的食物分量。

熱量與食物份數換算表						
每日熱量所需（卡路里 Kcal）	穀物類	蔬菜類	水果類	蛋肉類、豆類	奶類	油分
1200	1.5	3	2	3	1.5	4
1500	2.5	3	2	4	1.5	4
1800	3	3	2	5	1.5	5
2000	3	4	3	6	1.5	6
2200	3.5	4	3.5	6	1.5	6
2500	4	5	4	7	1.5	7*
2700	4	5	4	8	1.5	8

備註：世衞給一般健康成年人的建議是一天不多於6茶匙的油分，但若一天內消耗的熱量高，例如進行體力勞動工作，而又沒有肥胖或心血管疾病等問題時，可攝取多於6茶匙油分。

上表所示的食物份數與食物分量換算如下：

穀物類

進食比例：每日 **3 至 6 份**，即每餐 1 至 2 份。
一份約相當於：

飯／糙米飯	一碗（中碗，相當於 5 滿湯匙飯）
米粉／河粉／麵／義大利麵	一碗半
粥／麥皮	二碗
麵包	兩片
蘇打餅／瑪莉餅	10 塊

蔬果類

進食比例：每日 **4 份**或以上，即每餐 2 份或以上。
一份約相當於：

已煮熟的蔬菜／菇／瓜類	半碗（中碗）
未經煮熟的蔬菜／菇／瓜類或沙拉菜	一碗

須特別留意的是，某些根莖類的蔬菜（如馬鈴薯、玉米、芋頭、番薯、白紅蘿蔔等）含有較高的澱粉質，食用時應作五穀類計算。例：一個雞蛋大小的馬鈴薯相等於一湯匙飯。

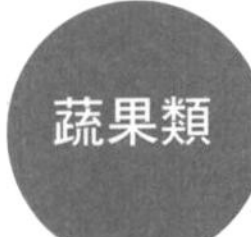

進食比例：每日 **2 至 3 份**，可作小食。
一份約相當於：

橙／蘋果／梨	1 個（小）
葡萄	8 至 10 粒
香蕉	半根（大）
芒果	1/3 顆
西瓜	半碗（中碗）
無糖鮮果汁	半杯（125 毫升）

蛋肉及
奶豆類

進食比例：每日 **4 至 7 兩**，即每餐 2 至 3 兩。
一份約相當於：

肉類、魚類、海產類	1 滿湯匙
肉片	4 片
雞腿	1/3 隻
豬排	1/3 塊
雞蛋	1 顆
板豆腐	1/3 磚
腐皮	1.5 片
熟黃豆	3.5 湯匙

蛋肉及
奶豆類

進食比例：每日 **1 至 2 份**，可作早餐或小食。
一份約相當於：

鮮奶	1 杯（240 毫升）
奶粉	4 平湯匙
乳酪	大半杯（150 毫升）

油類

進食比例：每日不多於 **6 份**，即每餐 2 至 3 份。
一份約相當於：

煮食油／植物牛油／牛油	1 茶匙
醬料（如蛋黃醬、千島醬、花生醬）	2 茶匙
鹽	每日不多於 1 茶匙

由於相同類別的食物可有不同的營養成分和比例結構，故卡路里亦會有所出入。上述的食物分量僅供參考，詳情請向合格營養師查詢。

步驟❸ 算算看：我的BMI

身體質量指數（Body Mass Index，BMI）是一項有關身高及體重的指數，是國際公認用以衡量一般成年人肥胖程度的客觀指標。根據多項國際及本地研究顯示，隨著 BMI 升高或降低於正常標準，患病風險與死亡率會相應提高。

雖然 BMI 不能分辨人體體重中肌肉與脂肪的比例，未必能準確反映某類成年人如運動員（肌肉比例較多）或長者（肌肉比例較少）的肥胖程度，但對於一般成年人而言，計算和知悉個人的 BMI，有助調整均衡飲食中，食物的比例及分量。

BMI 計算方法：

體重（公斤）÷ 身高 ^{2}（米 ^{2}）

〔即：體重（公斤）÷ 身高（米）÷ 身高（米）〕

我的 BMI：

________（公斤）÷ ________（米 ^{2}）÷ __________（米 ^{2}）

=______________

從 BMI 的結果，可初步知道個人的體重是否符合標準：

分類	BMI
過輕	〈 18.5
正常	18.5 - 24
肥胖（輕度）	27 - 30
肥胖（中度）	30 - 35
肥胖（嚴重）	〉 35

BMI 值屬正常範圍者，可參考前面 PART 2 的熱量與食物份數換算表。若 BMI 值過低，可適當增加五穀類、肉類、蛋奶類等食物的攝入。若 BMI 值屬過重範圍，應減低油分及糖分攝取，增加蔬果的比例，並調節其他食物種類的分量。如有任何疑問，可向合格的營養師查詢。

16-2 食物的營養素及成分

人類在生命活動過程中需要不斷地攝取食物，從中獲得生命活動所需的營養物質，以提供能量、構成和修補身體組織、調節生理功能，這些物質在營養學上稱為「營養素」。營養素主要分為碳水化合物、脂類、蛋白質、維他命、礦物質，共 5 大類。

其中，碳水化合物、脂類和蛋白質的身體所需量較多，在膳食中佔的比重大，稱為「宏量營養素」，而維他命和礦物質的需要相對較少，在膳食中所佔比重小，稱為「微量營養素」。

無論是哪一種營養素，都不應攝取過量或不足，以免對身體構成不良影響。就一般成年人而言，只要飲食均衡，並符合健康飲食金字塔的原則，便可攝取足夠的營養（包括宏量及微量營養素）。此外，人體還需要水及膳食纖維等其他膳食成分，以維持健康。

認識營養素及其食物來源，能協助我們進行健康均衡飲食，並合理補充身體所不足的營養素，防治疾病。

健康飲食金字塔

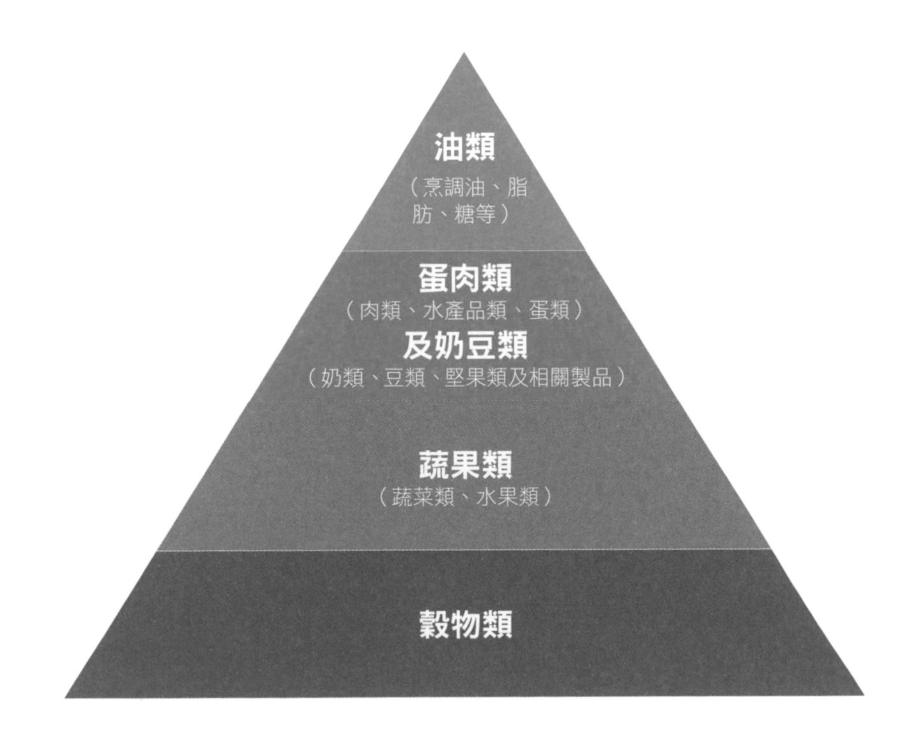

第一層：**穀物類**

含有豐富澱粉類，並有適量的植物性蛋白質、維他命 B 及礦物質等，是能量的主要來源。

穀物類包括大米、小麥、玉米、高粱等及其製品，如米飯、饅頭、麵條、烙餅、麵包、餅乾、麥片等。

選擇穀物類食物時，應重視多樣化，粗細搭配。可多選擇全穀類食物，如糙米和全麥麵包，因為含較多的膳食纖維，容易裹腹之餘，又可預防便秘。少選擇加工或加入大量油分的五穀製品，如泡麵、意麵、油條、煎餅等。

第二層：**蔬果類（蔬菜類、水果類）**

包括嫩莖、葉、花菜類、根菜類、鮮豆類、茄果、瓜菜類及菌藻類等，其膳食纖維含量豐富，可增強飽肚感，有助預防便秘及降低膽固醇，且含各種維他命、礦物質及植物化學成分，可增強免疫力，預防癌症。

建議每天進食最少兩種顏色的蔬菜和瓜類，均衡攝取營養，避免偏食。其中，深色蔬菜是指深綠色、深黃色、紫色、紅色等顏色深的蔬菜，一般含維生素和植物化學物質比較豐富，因此在每日建議量中，深色蔬菜最好佔一半以上。而根莖類蔬菜（如馬鈴薯、玉米、芋頭、番薯、白紅蘿蔔等）因含有較高的澱粉類，食用時應作五穀類計算，並且可替代部分主糧。

水果類為水分較多的植物果實，含豐富維他命 A、C 和各種植物營養素，未經烹煮的水果能保留較多容易受高溫破壞的營養。在鮮果供應不足時，可選擇含糖量低的純果汁或乾果製品。

第三層：蛋肉類（肉類、水產品類、蛋類）及奶豆類（奶類、豆類、堅果類及相關製品）

肉類包括豬肉、牛肉、羊肉、禽肉及動物內臟等。進食肉類時，應避免攝取過多脂肪，儘量選擇瘦畜肉或禽肉。動物內臟雖然有一定的營養價值，但因膽固醇含量較高，不宜過多食用。

水產品類包括魚類、甲殼類和軟體類動物等，特點是脂肪含量低，蛋白質豐富且易於消化，是優質蛋白質的來源。

而蛋類則包括雞蛋、鴨蛋、鵝蛋、鵪鶉蛋、鴿蛋及其加工製成的鹹蛋、皮蛋等。

蛋肉類含豐富的動物性蛋白質、礦物質（如鐵、鋅）及維他命 B 群。選擇時，**可多選用魚類或瘦肉**，避免進食醃製及加工食物如香腸及午餐肉等；烹煮前，亦可先去皮和多餘脂肪。

奶類有牛奶、羊奶和馬奶等，含豐富蛋白質、鈣質及磷質，有助維持牙齒和骨骼健康。奶製品則包括奶粉、優酪乳、乳酪等，不包括奶油、黃油。嬰幼兒要儘可能選用符合國家標準的配方乳製品，成人可多選擇低脂或脫脂的奶類飲品及其製品（即起司、乳酪等）。建議飲奶多者、中老年人、超重者和肥胖者選擇脫脂或低脂奶，避免添加含糖分的奶類食品，如煉乳、調味乳等。乳糖不耐症的人可以食用優酪乳或低乳糖奶及乳製品。

豆類包括黃豆、黑豆、青豆等，含豐富的植物性蛋白質和礦物質（如鈣、磷），其常見製品包括豆腐、豆漿、豆乾等。堅果類包括花生、瓜子、核桃、杏仁、榛果等，其蛋白質與大豆非常相似。

第四層：油類（烹調油、脂肪、糖等）

烹調油包括各種烹調用的動物油和植物油，植物油包括花生油、芥花油、芝麻油等，動物油包括豬油、牛油、黃油等。油含有脂肪，可提供熱量，同時有助吸收脂溶性維他命。不過，若過量攝取油分，可引致肥胖，或增加患心血管疾病的風險。

另外，應少用富含飽和脂肪的動物油脂、牛油、椰子油、棕櫚油等，多使用含不飽和脂肪酸較高的植物油，如橄欖油和芥花油等。值得注意的是，純植物油雖不含膽固醇，但熱量與動物油相同，多吃亦會致胖。

添加的糖分只能提供熱量，並不含其他營養素，加上多餘的糖分會轉化成脂肪，引致肥胖，故應減少選擇含額外添加糖的飲料，亦要儘量少食高糖的食品，如蛋糕、糖果等。

另外，健康成年人一天食鹽的建議攝入量上限為 1 茶匙，其他食物及調味料中的鹽分亦包括在內。攝取過高的鹽可導致高血壓，若菜餚需要用醬油和醬類，應按比例減少食鹽用量，並應少吃高鹽食品，例如鹹魚、鹹蛋、加工肉類、醃製食物（如梅菜、榨菜、冬菜）等，同時少用高鹽的豆豉、蠔油、腐乳等醬料煮食，改用天然香料如胡椒粉、醋、五香粉、花椒、陳皮和各種香草等。

要滿足身體所需，達到均衡飲食，以上各類別食物缺一不可。飲食金字塔中，各類食物適宜攝入量的建議是一個平均值，範圍適用於一般健康成人。實際應用時，應根據個人年齡、性別、身高、體重、勞動強度、季節等情況作適當調整。舉例來說，身體活動強度大的人需要高能量，應適當多吃些主食。

最後，水是一切生命必需的物質，也是均衡膳食的重要組成部分，其所需量主要受年齡、環境溫度、身體活動等因素影響。對於在溫和氣候條件下生活、進行輕體力活動的普通成年人，每日大概需喝水 2000 毫升（約 8 杯）。

Memo

林醫師診療室

食療法」結合營養學的計算方法

當完成上述營養學計算後，即可將結果套用於個人體格、烹調方法等結果的基礎上，依據營養學食物互換的原則，在食物四性表（或食物數據庫）中，找出既符合體質，亦符合現代營養學原則的食材，建立屬於自己的健康飲食菜單。

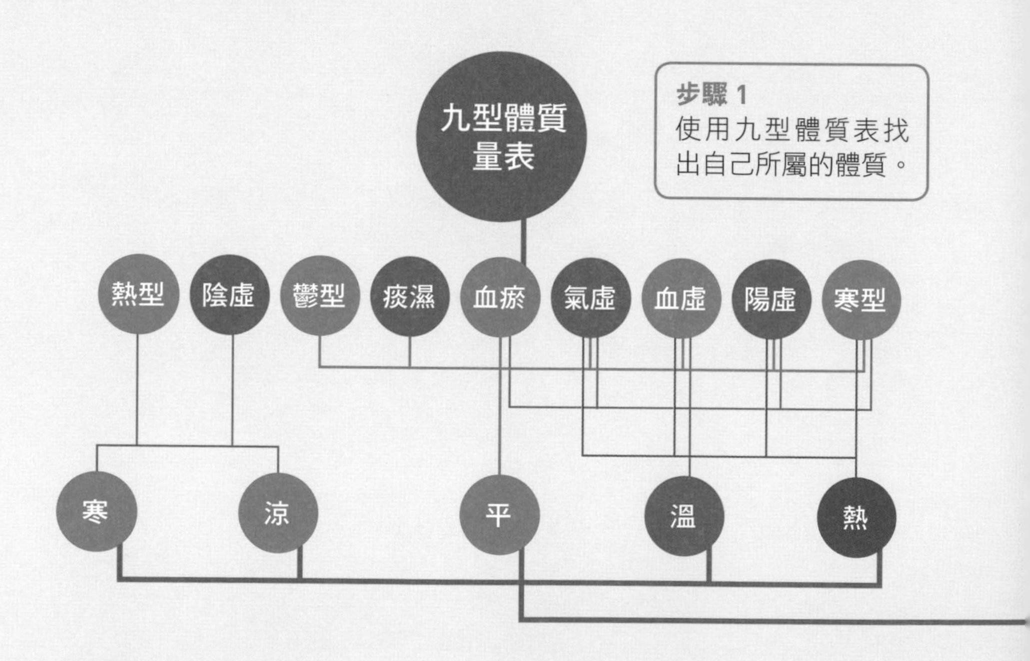

步驟 2
了解所屬體質的特點，計算個人的「比例食療法」

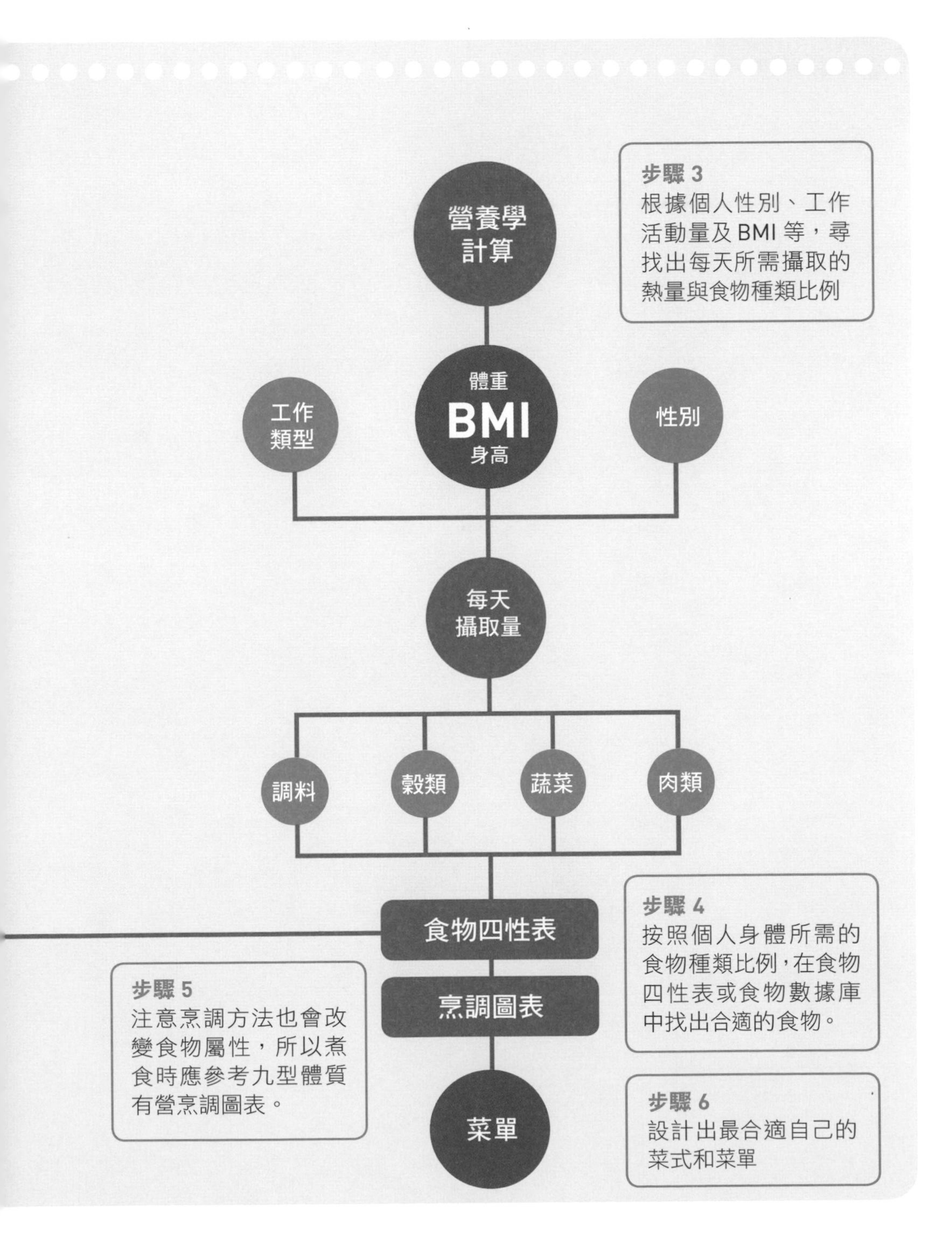
步驟 3
根據個人性別、工作活動量及 BMI 等，尋找出每天所需攝取的熱量與食物種類比例
營養學計算
體重
BMI
身高
工作類型
性別
每天攝取量
調料
穀類
蔬菜
肉類
食物四性表
烹調圖表
步驟 4
按照個人身體所需的食物種類比例，在食物四性表或食物數據庫中找出合適的食物。
步驟 5
注意烹調方法也會改變食物屬性，所以煮食時應參考九型體質有營烹調圖表。
菜單
步驟 6
設計出最合適自己的菜式和菜單

Memo

第 4 章

診療室

食物吃對能養生，也能治緊急症狀

備註：本章病例為林醫師的患者，診療方式僅供參考，須結合患者體質的實際情況， 如有不適症狀，應咨詢當地專業的合格中醫師。

01 都是吃錯惹的禍

因為網路資訊發達，各式各樣未經查證的養生偏方、飲食宜忌到處流傳，不少人聽了偏方就趕緊嘗試，甚至自己看過症狀就當起醫生，給自己開食補藥方。

很多來找我的病患，自以為吃的養生、過得健康，卻老是這裡病、那裡痛的，究其原因，都是他們把自己吃出病來的，因此，想要吃出健康，除了參照現代醫學的飲食原則，更要配合自己的體質吃對食物的性味。

病例一 常吃香蕉卻引起便秘

王先生，男 64 歲

主訴 排便困難 10 年，近 1 年來症狀加重。

病史 患者自訴飲食多菜少肉，十分健康。由於排便不順暢，每天早上進食 1 根香蕉，有時更會食用 2 至 3 根，可是近年來大便困難情況不斷加重。於是，近一個月試著改吃素食和水果餐，症狀卻沒有好轉的跡象。王先生說，他經常自己服用不同中西成藥幫助通便，服藥時症狀改善，停藥則又出現症狀。現在，約 3 至 5 天才會排便一次，便質偏軟且不臭，很難排得出來，非常費力，如廁後常覺得很累、還流了一身汗。近年容易感冒和疲倦。吃飯睡覺都還算正常，尿液清澈且量多。就診時，聲量小，寡言。

診斷 李先生經診斷為氣虛便秘，是由於年輕時工作過度勞累，使維持人體的生命元素不足所造成的。脾氣虛使大腸無力運化，引起便秘，長期下來，就會出現排便乏力、不順暢，且需要很費力的狀況。可惜，患者並沒有正視、調理這個問題，更誤以為自己缺乏纖維質，長期進食大量不合適自己體質的蔬果（如香蕉），導致脾胃受損，結果達不到功效就算了，還加重症狀。

舌脈象	舌淡紅，苔薄白，脈弱。
診斷	便秘
證型	氣虛證
體質	氣虛體質

林醫師診療室

在中醫角度認為，便秘有寒熱虛實之分，常見有氣機鬱滯、腸胃積熱、陰寒積滯、血虛、氣虛、陰虛、陽虛等分型。

很多人（尤其是老年人）認為便秘是攝取膳食纖維不足造成的，每當便秘時，就吃大量偏寒涼的蔬果或乳酪，卻往往只獲得短暫的效果。其實，以食物的寒性幫助排便是治標不治本的，這方法甚至可能成為體質虛弱人士發生慢性便秘的誘因。

另外，患者胡亂服用通便藥，只是機械式且被動地促進腸道蠕動，沒有解決機體陰陽不平衡的根本因素，所以一停藥就立刻復發。若長期依賴通便藥，引起腹瀉情況，損傷脾胃的血氣，導致惡性循環，更是弊多於利。

改善食物菜單：

❶ **飲食原則：**健脾益氣，潤腸通便。

❷ **宜食：**亞麻子、杏仁、核桃、黑芝麻、番薯、山藥、韭黃、桃、蜂蜜等。

❸ **慎食：**青江菜、龍宮菜、香蕉、火龍果、西柚、桑椹、海蜇、羅漢果等。

❹ **菜單建議：**胡蘿蔔玉米炒松子仁、核桃西芹炒雞丁韭黃炒蛋、黨參南北杏淮山烏雞湯、番薯糖水。

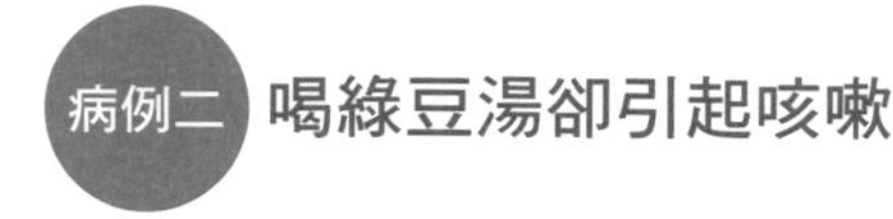

病例二 喝綠豆湯卻引起咳嗽

鄭女士 女 48 歲

主訴 咳嗽 2 週。

病史 鄭小姐 2 週前曾感冒（咽痛、頭痛、鼻塞、流黃色鼻涕、咳嗽），服西藥後症狀減輕，但還是會咳嗽，自覺身體熱及口咽乾。幾天前，她看到報章上介紹綠豆湯能去燥熱，當晚就喝了不少綠豆湯，沒想到，咳嗽不減反增，還伴隨喉嚨癢。朋友認為可能是綠豆性質太涼引起咳嗽，鄭女士又按照朋友的建議，喝了雙倍分量的紅糖生薑茶，但迅速出現咽喉乾痛的症狀，並繼續咳嗽。現在以乾咳為主，偶爾會有咳不出來的黏痰，喉嚨微癢痛，夜間會咳得更嚴重。吃睡正常，就是咽乾口渴。睡眠品質一般，半夜睡覺時容易盜汗。尿尿微黃，大便順暢。

診斷 本病例患者為陰虛體質，2 週前感冒（外感風熱），風熱灼傷肺陰，肺失去應有的濡潤功能，使血氣逆行導致咳嗽，咽喉失去滋養當然會感到乾。患者陰虛火旺，整個人看起來就是過度燥熱，是陰液不足所造成的，並非實火內盛，因此，吃了具有清熱利濕作用的綠豆湯後，耗傷陰津，症狀不減反增。患者接著又服用具有溫中散寒作用的生薑紅糖茶，是沒有對證飲食，使陰津受損，所以咳嗽不會因此減少，甚至出現咽痛的現象。

舌脈象	舌紅，苔薄白，脈細數。
診斷	咳嗽
證型	肺陰耗傷證
體質	陰虛體質

林醫師診療室

咳嗽有分為外感和內傷，外感是指由於六淫外邪（風、寒、暑、濕、燥、火）從口鼻或皮膚、毛髮入襲身體，使肺氣不能宣通，上升（宣發）下降（肅降）的機理失常而引起的咳嗽；內傷則是各種原因導致臟腑功能失調，影響到肺所引起的咳嗽，例如心情不好，造成肝鬱積後，容易化為火氣，並往上逆行影響到肺部，或飲食沒有節制，脾失去健康應有的運行，生痰往上累積，阻塞呼吸道等，都有可能使肺氣往上逆行，發生咳嗽。

熱分為虛熱和實熱，實熱體質的人，是陽氣太過旺盛，身體長期處於過度亢進的狀態，常會有發熱（一般為全身性）、怕熱、常覺得煩躁口渴，又愛喝冷飲、躁狂、臉頰和眼睛看起來紅紅的、牙齦腫痛、分泌物黏臭、舌頭紅但舌苔黃、脈數有力等症狀。虛熱體質的人，是指陰液相對不足，不能滋養身體和制衡陽氣，常會有潮熱盜汗、體形削瘦、五心煩熱、午後顴紅、眩暈耳鳴、失眠健忘、心煩心悸、舌頭紅但舌苔少、脈細數等症狀。實熱和虛熱的本質上有所分別，症狀相似但又略有不同，必須分清楚，才能對證下藥，如虛熱人士誤服大量清熱解毒的食材或中藥，反而會耗傷陰津，導致病情反覆，難以痊癒。

改善食物菜單：

❶ **飲食原則：**養陰潤肺，化痰止咳。

❷ **宜食：**胡蘿蔔、翠玉瓜、綠花椰、百合、花椰菜、竹笙、銀耳、木耳、蓮霧、梨、豬肺等。

❸ **慎食：**薏苡仁、綠豆、紅豆、西洋菜、西芹、生薑、沙棘、紫菜、羅漢果、檸檬葉、陳皮等。

❹ **食療建議：**竹笙香菇燴綠花椰、胡蘿蔔木耳百合炒肉片、沙參玉竹蘋果煲豬肺湯、杏仁銀耳燉雪梨。

疑長期食用龜苓膏引起痛經

廖小姐 女 25 歲

主訴 經痛 1 年多。

病史 因臉部經常出現暗瘡，2 年前開始食用龜苓膏，每週 1 至 4 次不等。患者自訴近 1 年多，月經來時會開始腹痛，以經期的前三天時疼痛最明顯，疼痛劇烈，需要吃止痛藥才會比較好，按著肚子和熱敷會比較紓緩些。月經量少，為暗紅色，伴有血塊，大約 5 天就會乾淨。月經週期約 35 天。食欲一般，睡眠品質尚可。約 1 至 3 天排便一次，偏乾。尿液清澈且量多，頻尿。平常會較怕冷，四肢不溫暖，唇色略紫。

診斷 患者陽氣不足，無力鼓動氣血運行，加上飲食沒有節制，經常食用寒涼、生冷食物，如龜苓膏，造成氣血凝滯不順暢，長久累積下來，就造成氣血瘀積的現象。月經期間，氣血下注到沖任、胞宮，可惜卻因氣血不足導致子宮等處缺乏養分，加上經血外泄，氣血更虛，造成「不榮則痛」的現象。

舌脈象	舌淡暗苔白，舌下絡脈明顯，脈沉細澀。
診斷	痛經
證型	陽虛寒凝血瘀證
體質	陽虛體質、血瘀體質。

林醫師診療室

痛經是指伴隨月經來潮時的週期性小腹痛，可能會痛到腰骶部，甚至有人痛到暈倒，可能會發生於經期或月經前後。從中醫角度看，痛經與沖任❶、胞宮❷的週期性生理變化密切相關，原因有「不通則痛」，像是氣滯血瘀、寒凝血瘀、濕熱之氣累積在體內，導致子宮等生殖器官氣血運行不順暢，也有可能是因「不榮則痛」，如腎氣虧損、氣血虛弱，使子宮等處喪失濡養而產生。

中醫學說「寒則血凝」，也就是說，對於寒型體質、陽虛體質、血瘀體質的婦女來說，必須注意避免吃過多的生冷或性質寒涼的食物，以免使氣血凝滯，引起痛經。相反地，可適當地多吃些溫熱性質以及具活血作用的食物，佐以少量補氣食材，可促進氣血循環。在調養方面，適量的運動、曬太陽、經常熱敷腹部等，都是合適的方法。

改善食物菜單：

❶ **飲食原則：**溫經散寒，養血活血止痛。

❷ **宜食：**黑豆、栗子、藕（久煮）、芫荽、韭菜、香茅、榴槤、烏頭魚、沙薑、檸檬皮、迷迭香、桂皮、桂花、小茴香、八角茴香、肉桂、胡椒等。

❸ **慎食：**藕（生）、慈菇、西瓜、哈密瓜、香蕉、蚌肉、蜆肉、蟹、蟶肉、涼粉等。

❹ **食療建議：**沙薑雞、檸檬蒸烏頭魚、韭菜煎雞蛋、栗子蓮藕排骨湯、迷迭香烤馬鈴薯。

病例四 使用葡萄乾偏方治療反而加重濕疹症狀

林同學 男 15 歲

主訴 自小開始皮膚反覆搔癢多年，1 個月前突然加重。

病史 1 個月前吃了辛燥的食物後，症狀突然發作且加重。患者的母親從朋友處拿到一個偏方：將 30 粒葡萄乾加水煮沸，轉小火再煲 5 分鐘後，放涼再喝，並把葡萄乾吃掉，每天一杯，配合外塗凡士林。林同學依照偏方服用 2 週後，發現情況持續加重，後來甚至劇烈癢痛到無法入睡，只好求助西醫。西醫診斷為急性濕疹，給了外用類固醇藥物。現在，他的皮膚看得見紅斑丘疹，有一些些水皰，自己覺得搔癢劇烈，搔抓後流膿潰爛，並有局部灼熱感，皮膚表面看起來不完整，以肘窩及膝蓋後方為主，耳後及手腳也有一些症狀。常覺得口乾但卻不喜歡喝水，大便看起來爛爛的且很臭，尿少而且看起來黃。白天常覺得身體疲倦，吃睡品質一般。平常怕熱，且常流汗，臭穢，常喝冷飲。

診斷 林同學從小開始發病，病情與天生體質有關。患者長久以來體內熱，所以常喝冷飲，久而久之，損傷脾胃，使脾胃失去正常的運行功能，濕氣便從內部生成。再者，患者吃了辛燥食物，使體內陽熱更多，濕熱交互作用下，症狀加重。葡萄味甘，酸，性平，具補氣血、舒筋絡、利小便的作用，陰虛內熱、胃腸實熱或痰熱內蘊的人必須謹慎食用。在病程發展過程中，患者每天進食葡萄乾，使體內痰濕熱，久了變成一種毒性，熱盛動風，導致搔癢劇烈症狀因而加重。

舌脈象	舌紅苔黃膩，脈數略滑。
診斷	濕瘡
證型	濕熱浸淫
體質	熱型體質

林醫師診療室

濕瘡的特點是多形損害（如紅斑、丘疹、水皰、糜爛、結痂、鱗屑等）、劇烈搔癢、傾向對稱分佈和濕潤、反覆發作、易成慢性等。根據皮損特點，一般分為急性、亞急性和慢性三種。

另外，很多熱型體質人常以為，進食大量生冷或寒涼的食品就能緩解症狀，卻沒有留意，過量攝入會損傷脾胃，使脾胃虛弱，導致體質改變、寒熱錯雜、虛實夾雜等情況出現。再者，寒涼食物使脾胃功能失常，不能正常運化水濕，會導致或加重內濕；而體內太過苦寒清熱，則容易傷陰津，使熱盛更嚴重。因此，在用膳食養生，協助調整體內陰陽時，必須注意個人的兼夾體質，以及適當配搭食物性味，適度進食。

改善食物菜單：

❶ **飲食原則：**清熱利濕

❷ **宜食：**西洋菜乾、土茯苓、薏苡仁、空心菜、馬齒莧、甘藍、黃瓜、綠豆等。

❸ **慎食：**牛肉、羊肉、鴨、鵝、貝殼類海產、酒、牛奶、胡椒、辣椒、薑、蔥、蒜、韭菜、咖啡、酒、醋等。

❹ **食療建議：**薏米粥、絲瓜木耳煮肉片、豆腐鯪魚球煲、馬齒莧肉片湯、土茯苓扁豆衣西洋菜煲瘦肉湯。

02 用食物治療病症

個案五 飲用玉米鬚水治癒尿痛

葉先生 27 歲

病史 患者於夏天時，前往泰國出公差，抵達幾天後開始頻尿，且排尿時會痛，曾自己服用消炎藥，卻沒有改善。葉先生說，他的小便頻率增加，約 2 小時一次，排尿時會覺得有點痛，尿黃、臭且量少，伴有下腹微脹痛，排尿後仍有小便感。患者自覺口乾而微苦，大便正常，飲食睡眠也都正常，沒有其他不舒服的症狀。

治療 我請葉先生到市場購買玉米（連皮及鬚）3 至 4 條，將皮除去，將玉米鬚和全株玉米，放入沸水中煮 10 分鐘，以玉米水代替茶喝。患者連續喝了三天後，症狀得到明顯緩解，再結合清淡飲食及合理作息，1 週後症狀就消失了。

原因是當時泰國正是炎熱潮濕天氣，加上出差到當地的飲食變化，患者吃了較多的辛辣食物，造成濕熱的邪氣往下注入膀胱，而發作變為淋證[3]，表現為小便頻繁又急促，淋瀝彷彿永遠尿不完，尿道感覺又澀又痛，小腹急痛，甚至痛到腰腹等。

林醫師診療室

玉米，即玉蜀黍，味甘，性平，能開胃利尿，而玉米鬚，是玉米的花柱和柱頭，味甘淡，性平，歸腎、胃、肝、膽經，能利尿消腫、清肝利膽。飲用玉米及玉米鬚煮成的水，可以透過小便除去患者處於下部的濕熱，使症狀緩解。

個案六 紅豆冬瓜薏米湯緩解痛風症狀

廖老先生 65 歲

病史 廖小姐前陣子來求診時，說她的父親飲酒和吃了動物內臟（滷水鵝肝）後痛風發作、關節疼痛，但拒絕到中或西醫就診，希望可以嘗試透過食療輔助，緩解症狀。廖老先生的雙腳第一根腳趾的關節、踝部、膝部有重墜感且會脹痛，伴有紅、灼熱感，下肢腫脹，他喜歡用冷敷來緩解不舒服，到了晚上，症狀就會加重。睡眠狀況差，心情煩躁易怒。大便有點困難，看起來很黏。

治療 痛風屬於中醫痹證[4]範疇。由於痛風是人體普林代謝異常所造成的疾病，因此在日常飲食中，必須限制攝取含高普林的食物，例如動物內臟、海鮮、香菇、菠菜、豌豆等。廖老先生因飲食沒有節制，導致濕熱與氣血交互作用，體內過多的熱，會造成灼熱疼痛、皮膚顏色較紅、喜歡冷涼討厭熱、睡眠狀況差且容易煩躁；體內濕氣重的症狀以下肢為主，像是有重墜感且會腫脹，大便感覺很黏等。

在為患者選擇食材時，以清熱利濕、活血消腫為原則，並選擇普林含量低的食材。我請患者的女兒給她的父親飲用紅豆冬瓜薏米湯幾天，並在食材上選擇茄子、芹菜、黃瓜等，避免高普林飲食，並叮囑她，若情況加重時，務必求醫。一週後，患者女兒回診時，表示父親經過飲用四天湯水後，小便次數增多、症狀減輕，心情也改善不少，已前往求醫。

林醫師診療室

❶ **緊急治療：**紅豆、冬瓜和薏米的性質都是微寒，紅豆能利水消腫、清熱解毒消癰[5]，冬瓜能利尿清熱、化痰生津解毒，而薏米則可利濕健脾、舒筋除痹、清熱排膿。將上述三種食材一起煮成湯水，適合體內濕熱並重的患者。

❷ **平日飲食：**建議患者食用茄子、芹菜、黃瓜等，都是性質偏涼或平的食物。茄子清熱、活血消腫；芹菜（水芹）清熱解毒、利尿止血；黃瓜則具有清熱、利水、解毒的作用。

個案七 含生薑片嘔吐即止

周小姐 36 歲

病史 周小姐因為工作的關係必須在各地舟車勞頓，但前陣子開始，發現坐車及乘飛機時出現噁心、嘔吐的情況，就算服用暈車藥也無效。平常，除了工作得比較晚，休息較少外，飲食等方面都很正常。不過，偶然也會因為應酬而吃得比較飽。平常沒有怕冷怕熱的情況，但手腳還是偏涼。另外，大便較易爛，但不臭。

治療 我回覆患者，在乘坐交通工具時，準備一片生薑，以熱水沖洗後，含於口中，平常則是用四分之一塊陳皮放在熱水中喝，有時間就儘量休息。她第一次嘗試含薑，就有效果了，並繼續以上述方法，搭乘交通工具容易嘔吐的症狀就漸漸好了。因為周小姐平時身體脾虛，且手腳偏涼，大便爛而不臭，使用溫性的生薑及陳皮更是合適。

嘔吐是胃失去了原有功能，氣血往上逆行，導致胃裡的食物從口中吐出的一種病證。嘔吐的病因有很多原因，像是外感六淫、內傷飲食、臟腑虛弱、心情失調等都有可能造成。患者不時因應酬而過飽，飲食沒有節制、傷胃滯脾是部分原因，加上休息不足，機體調適能力減低，且在乘坐交通工具時，晃動搖擺的動力使胃腑氣機不順暢，胃氣失去原有的和諧，引發嘔吐的情況。

林醫師診療室

❶ **緊急治療：**生薑，味辛性溫，能散寒解表、降逆止嘔、化痰止咳、解諸毒。一般嘔吐或噁心感，例如搭乘交通工具時感到不舒服、急性嘔吐不劇烈，可用它緩解症狀，但若嘔吐劇烈或熱性病患者就不適合使用了。

❷ **平日飲食：**陳皮，味辛苦性溫，可以理氣調中、降逆止嘔、燥濕化痰。陳皮泡在熱水中，有助患者調節胃中的氣，同時使胃脾的氣血能正常運作，有助飲食物消化。

個案八 西瓜翠衣治療中暑

趙先生 43 歲

病史 有一次，我到離島進行義診活動，在中午太陽正大時，登山探訪老人家後，其中一位義工在吃午飯時感到全身疲乏、頭暈目眩、微熱汗出、口渴噁心、不想飲食。

治療 我立刻讓他平臥，並將衣服放寬鬆，稍微休息一下，再前往路口的水果店購買西瓜，請店員將西瓜肉和西瓜青部分絞汁，加入少量鹽後，讓患者喝下去。半小時後，患者表示不舒服的症狀已經減少許多，可以自行回家了。

患者在大太陽曝曬下進行活動，導致體溫調節功能紊亂，出現一系列全身症狀。中醫認為是夏季氣候炎熱，受到暑邪之氣影響的關係。

林醫師診療室

西瓜翠衣即西瓜皮，是將夏季時收集的西瓜皮，削去內層柔軟部分，並曬乾，也有人是把外面青皮削去，僅取其中間的部分。

❶ **緊急治療：**西瓜翠衣味甘性涼，歸心、胃、膀胱經，功能有清熱解渴、利尿，主治暑熱煩渴、小便短少、水腫、口舌生瘡。

❷ **平日飲食：**西瓜（肉）味甘性寒，歸心、胃、膀胱經，可以清熱利尿、解暑生津。把西瓜皮和西瓜肉一起使用，解暑的功能會增強許多。

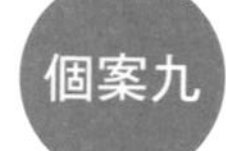

扁豆薏米粥緩解泄瀉

王小姐 32 歲

病史 患者近 2 週大便軟爛不成形，傳來短訊：「醫師，你好！近 2 週大便比較爛，服藥後已經稍有改善。不知與上週吃日式料理吃到飽有沒有關係？這一週每次排便前都會出現腹痛的症狀，每天排便 1 至 2 次。另外，我的身體感到重重墜墜的，舌苔有點白，比過去厚了一點。想諮詢一下有沒有簡單的方法可以解決這個問題？」

治療 我回覆患者的內容如下：「根據你過去的體質和你所描述的症狀，你的腹瀉情況與體內濕邪有關，如果你曾經吃了生魚片、生冷食物等，容易損傷脾氣、脾失健運，會加重情況。建議用扁豆三錢及生熟薏米各二錢加生薑 2 片煮粥，每天吃一次。中藥也要繼續服用，記得避免再毫無節制的吃生冷及寒涼食物。」

泄瀉是指排便次數增多，糞質稀薄或食物沒有消化完畢就排出來了，甚至排出像水一般的糞便為特徵的疾病。患者身體的脾氣不足，曾進食生冷食物，導致濕邪困在身體內，或兼具有寒邪、脾虛濕盛的情況，形成泄瀉。患者試著照我的方式吃了六天後，大便已不爛了。

林醫師診療室

扁豆味甘淡性平，具有健脾化濕的功能。生薏米微寒，熟薏米微溫，前者利濕之力較大，後者健脾之力較強。因此，生熟薏米共用，可中和食物的性質，彼此的優缺點又可以互補，共同達到健脾利濕之效。

❶ **沖任：**指中醫學奇經八脈中的沖脈和任脈。沖脈起始於胞宮，與任脈交會於咽喉位置。沖脈能調節十二經絡的氣血，當經絡臟腑氣血有餘，沖脈能貯存，當氣血不足時，沖脈則灌注於經絡中。此外，沖脈又與胃、肝、腎等臟腑的氣機升降有密切關係。

❸ **淋證：**淋證是指以小便頻急，排尿不盡澀痛，或伴小腹拘急疼痛，痛引腰腹為特征的疾病。若病久或反覆發作，常會伴低熱和疲勞。淋證的常見原因如下：

1. 過食辛熱肥甘的食物，或飲酒過度，造成濕與熱邪下注膀胱；2. 下陰不清潔，濕熱毒邪侵犯膀胱；3. 經常發怒或情緒困擾，肝氣鬱結，使膀胱氣化功能失常，不能正常排尿；4. 勞累或房事過度、年老、久病，脾腎之氣不足，感受外邪，引發不同種類的淋證。中醫的淋證涵蓋了現代醫學泌尿系統感染、結石或腫瘤，乳糜尿，腎盂腎炎等疾病。

❺ **癰：**　癰是指皮肉之間的急性化膿性炎證，尤以表淺膿腫與核化膿為主。這裡所說的是廣義的癰。

❷ **胞宮：**相似於現代醫學的子宮，主持月經和孕育胎兒，與肝、脾、腎臟，以及沖、任、督、帶脈和十二經脈有著密切關係。

❹ **痹證：**是指因正氣不足，經絡受風、熱、寒、濕等外邪侵襲，引致氣血運行不暢，出現肢體關節腫脹、疼痛、屈伸不利，或肌膚麻木沉重感的疾病。根據感受外邪的不同，疼痛的位置、程度、方式也有不同，例如寒邪侵犯會出現冷痛，位置多固定不移，容易僵硬變形，喜熱熨而討厭冷敷。現代醫學中的風濕性關節炎、類風濕性關節炎、膝退行性病變、坐骨神經痛、肩關節周圍炎等以肢體疼痛為臨床特徵的疾病，都屬於中醫的痹證範疇。

第5章

800種食物

簡易四性五味表

01 平性食物

02 寒涼食物

03 溫熱食物

01 平性食物

穀物硬果類		
甜杏仁（巴旦杏仁）	紅豆	蓮子
白果（銀杏）	栗子	蓮子衣
白芝麻	燕麥	榛果
向日葵子（葵花子、葵瓜子）	麥芽	榧子
米糠（米皮糠）	黃豆	鳳眼果（蘋婆）
瓜子（西瓜子仁）	黃粱米（黃米）	稻芽
芡實	落花生（花生）	燕麥草
花生衣	飯豆（眉豆）	糙米
花豆（大紅豆、紅花豆）	黑大豆	鍋焦（鍋粑、飯焦）
亞麻子（亞麻籽）	黑米	饅頭
南瓜子	黑芝麻	蠶豆
扁豆	白米（粳米）	腰果
柏子仁		

蔬菜類

大榆蘑	抱子甘藍（芽甘藍、子持業藍、湯菜）	荷蘭芹
山藥	南瓜（倭瓜、番瓜）	番薯
牛大力（山蓮藕）	珍珠菜	番薯葉（白薯葉、甘薯葉、地瓜葉、山芋葉）
玉米（玉蜀黍）	胡蘿蔔（甘筍）	菠菜
甘薯（番薯、地瓜、紅薯）	香菇	菜心
高麗菜（洋白菜、捲心菜、包心菜、甘藍等）	南瓜（紅南瓜、金瓜）	四季豆（菜豆、唐豆）
蘆筍	馬鈴薯	朝鮮薊（洋薊、菜薊、法國百合、荷花百合）
羊肚菌	豇豆（豆角）	黃木耳
羽衣甘藍（綠葉甘藍、牡丹菜、葉牡丹）	荷葉	麻薏（黃麻葉、苦麻葉、香麻葉）
櫛瓜	塌棵菜（塌菜、烏菜、太苦菜）	甜菜根
綠花椰	葫蘆	佛手瓜（合掌瓜）
番茄（西紅柿）	猴頭菇	蓮鬚
芋頭	番杏（法國菠菜）	豌豆（青豆）
京水菜		

水果類		
李子	烏梅	葡萄
刺梨	烏欖	橄欖
林檎（蘋果的一種）	菠蘿蜜（大樹菠蘿）	橘
青梅	椰子	蘋果
恐龍蛋（加州蜜李）	木瓜	百香果
海棠果	番石榴（芭樂）	

禽肉類		
白鴨肉	鴿	鵝血
竹雞	雞血	鵝掌
烏骨雞	雞腸	鵪鶉
斑鳩	鵝肉	

畜肉類		
牛血	羊肺	豬脬（豬膀胱）
牛肝	野豬肉	豬脾
牛肺	豬心	豬腎
牛腎	豬舌	豬蹄
牛腸	豬血	驢肉
羊血	豬胰	驢骨

水產類

魚類

白魚（白扁魚、 魚）	鰽魚	石首魚（黃花魚）
剝皮魚（馬面魨、橡皮魚）	勒魚（曹白魚）	鮒魚
魚	鯉魚	鯖魚
比目魚（鮃魚、鰈魚、鰨魚）	鯪魚（鯩魚）	塘虱魚
鯧魚	鱸魚	鮠魚（長吻鮠）
白帶魚	鰻鱺魚（白鱔）	鰕虎魚
魴魚	鮸魚	鰣魚
公魚（裂腹魚）	泥鰍	鯰魚
鱖魚（鯚魚、桂魚）	青魚	銀魚（白飯魚）
海鷂魚（赤魟、花點魟）	秋刀魚	魚鰾
花魚	鯊魚翅（鮫魚翅）	鰉魚
黃姑魚	鯊魚肉（鮫魚肉）	虱目魚
黃顙魚	石鮅魚（鱲魚）	鯔魚（梭魚、烏頭）
鯽魚	石鯽（華鯿）	鯮魚

甲貝類		
牡蠣肉（蠔）	海膽	鮑魚
蛤蜊	龜肉	鱉肉（甲魚肉、水魚肉）
扇貝	鱟肉	

其他		
泥蛇（中國水蛇）	海蜇	烏賊魚肉（墨魚）
海星	海蜇皮	章魚（八爪魚）
海參	烏梢蛇	黃梢蛇

奶蛋類		
母乳（人奶）	雞蛋（雞子）	鵪鶉蛋
鴿蛋	雞蛋黃（雞子黃）	

井水	玳玳花	蜂蠟
豆腐皮	蜂乳（蜂皇漿）	腐乳
豆漿	蜂蜜	燕窩
泉水	蜂膠	

調味料類		
玉米油	蕓薹子油（油菜子）	椰子油
白砂糖	馬油（馬鬐膏、馬脂）	藕粉
冰糖	乾冬菜	豆瓣醬、甜麵醬
花生油	豉汁	

02 寒涼食物

食物的寒性程度

- 微涼
- 涼
- 微寒
- 寒

穀物硬果類		
大麥	小麥粉（麵粉）	綠豆
大麥苗（大麥草）	赤小豆	蕎麥
小麥	秫米（糯粟／黃米）	薏米（薏苡仁）
小麥苗（小麥草）	粟米（小米）	麵筋

蔬菜類		
千寶菜	芥藍（白花芥藍、黃花芥藍）	菱
土茯苓	花椰菜	白蘿蔔
大花田菁	豆芽菜（綠豆芽）	萵苣
大杯蕈（大漏斗菌、豬肚菇）	紅豆芽	蛇瓜（蛇豆、豆角黃瓜）
小白菜	油菜	魚腥草（蕺菜）

紅蔥	油麥菜	黃瓜
山萵苣	空心莧	黃芽白菜
木耳	苜蓿	黃豆芽（大豆芽菜）
木薯	苤藍（大頭菜、芥蘭頭、蕪菁）	富貴菜（百子菜、神仙菜）
毛豆	苦瓜	滑菇（珍珠菇、滑子菇）
毛筍（毛竹筍）	苦瓜葉	番薯藤
水芹（野芹菜）	苦苣（野苣、兔仔菜）	筍瓜（印度南瓜、玉瓜、北瓜）
牛蒡	苦菜	絲瓜
王瓜	茄子	絲瓜花
仙人掌	金針菇	落葵（潺菜）
冬瓜	金針花（黃花菜）	葛根（粉葛）
香菇（冬菇、香蕈）	南瓜藤（番瓜藤、盤腸草、南瓜苗）	越瓜（菜瓜、生瓜、白瓜、稍瓜）
冬寒菜（冬莧菜、馬碲菜）	枸杞葉（枸杞菜）	量天尺花（霸王花、劍花、大王花）
冬葵葉	秋葵（黃秋葵、毛茄）	慈菇
玉米筍	紅木耳	蒓
生菜	紅鳳菜	蒲菜（草芽、香蒲）
白茅根	茗荷（芽荷、野薑）	酸模（野菠菜）
白鳳菜	茭白筍	銀耳（白木耳、雪耳）
白靈菇（阿魏菇、翅鮑菇）	茼蒿	蕨菜（龍頭菜、如意菜、拳菜）

石耳	草菇	豌豆苗
地耳（地皮菜、地木耳）	香椿芽	空心菜（蕹菜）
百合	荷蘭豆（甜豆）	龍爪菜（蕨菜、鋸菜）
竹芋	荸薺	薺菜
竹筍	莙薘菜	藕（蓮藕）
竹笙	莧	雞樅（雞宗、雞腳菇）
芝麻菜	貢菜（皇帝菜）	雞油菇（雞油菌）
西生菜	馬齒莧（長壽菜、瓜子菜）	雞腿菇
西芹	馬蘭頭	穇粑葉（穇葉）
西洋菜（豆瓣菜）	涼薯（豆薯、沙葛）	蘆筍
西洋菜乾	瓠子（蒲瓜）	蘆薈
旱芹（芹菜、香芹、蒲芹、藥芹）	菊花腦	蘑菇
杏鮑菇	菊苣	蒟蒻（魔芋）
秀珍菇（平菇）	大白菜（菘菜、結球白菜）	

水果類		
大蕉	柑（茶枝柑／新會柑）	楊桃
山竹	柚	椰子漿
西洋梨	柳丁	無花果
火龍果（紅龍果）	柿子	釋迦
仙人掌果	柿餅	聖女番茄
甘蔗	草莓	蓮霧
西瓜	香瓜	鳳梨（菠蘿）
西柚（粉紅、紅或白）	香蕉	餘甘子（油柑子）
芒果	桑椹	燈籠果（醋栗）
芭蕉	梨（白梨、沙梨、秋子梨）	藍莓
枇杷	掛金燈（酸漿、金燈）	檸檬
青蘋果	香瓜	奇異果

畜肉類		
山羊肝	兔肝	豬骨
牛筋	馬肉	豬腸
羊肝	豬肉	豬皮（豬膚）
兔肉	豬肺	豬髓

水產類		
魚類		
飛魚	鱧魚（雷魚）	
金錢魚（金鼓、變身苦）	鱵魚（針魚）	
甲貝類		
文蛤肉	海螺	螺螄
田螺	蚌肉	龜甲
牡蠣（蠔殼）	蛤仔	蟛蜞蟹
青蟹	蜆肉	蟶肉
海決明	蝸牛	蟹
其他		
水蛇	條滸苔（條石髮、細石髮）	蝦蟆（蛤蟆）
石花菜	海草	螺旋藻
江蘺	海藻	蠣菜（蠣皮菜）
昆布（海帶）	海蘊（岩藻、海髮菜）	紫菜
青蛙（田雞）		

奶蛋類

雞蛋白（雞子白）	起司	皮蛋
馬乳	牛乳（牛奶）	
鴨卵（鴨蛋）	驢乳	

其他

冰	苦丁茶	雪
豆腐	茶葉（綠茶葉）	普洱茶（生普洱）
夜來香	仙草	雞蛋花
洛神花	菊花	羅漢果

調味料類

白鵝膏（鵝的脂肪）	臭草	豬油
茶油	麻油（胡麻油）	醬瓜
食鹽	酥（酥油）	

03 溫熱食物

食物的寒性程度

顏色	程度
淺灰	微溫
中灰	溫
深灰	熱

穀物硬果類

山核桃仁（碧根果、長壽果）	胡桃仁（核桃）	開心果
西谷米	松子	黍米
杏仁（北杏、南杏）	高粱	糯米
紅米	野麥子	

蔬菜類

刀豆	指天椒	結球茴香（意大利茴香、球莖茴香）
大紅菇（乾）（草質紅菇）	洋蔥	蒜薹（蒜心）
蘑菇（大腳菇）	胡荽（芫荽、香芹）	蕫澄茄
大蒜（蒜頭）	茶樹菇（柳松茸、神菇、茶菇）	蔞蒿
大蔥	韭菜	蔥白
小蔥（香蔥）	韭黃	蔥葉

牛肝菌	香茅	辣椒
生薑（黃薑）	巴西蘑菇（小松菇、姬松茸）	辣椒葉
白蘑菇（羊脂菌、白乳菇）	莖用芥菜（榨菜、兒菜、芥菜頭）	蕪菁（根用芥菜、大頭菜）
艾葉（艾草）	高良薑	薑黃
芥菜（油芥菜、雪裡紅）	甜椒（燈籠椒、彩椒）	蕹白（蕎頭）
松茸	細香蔥	龍鬚菜
苦瓜子	黃花菜	黃蘑菇
雞蘑		

水果類		
人參果	沙棘（沙棗、酸刺）	龍眼肉（桂圓）
大棗（棗子、紅棗）	金橘（金柑）	檳榔
山楂	荔枝	覆盆子
石榴（甜石榴）	桃子	櫻桃
石榴（酸石榴）	黃皮果	鱷梨（牛油果）
佛手柑	楊梅	
杏子	紅毛丹	

禽肉類	
雉（野雞）	雞肝
雞肉	鷓鴣

畜肉類		
山羊肉	羊心	鹿血
山羊血	羊皮	鹿尾
火腿	羊肉	鹿茸
牛肉	羊肚	鹿筋
牛肚	羊骨	鹿鞭
牛骨	羊脬（羊膀胱）	豬肚
牛脾	羊腎	豬肝
牛鞭	羊髓	駱駝肉
牛髓	鹿肉	

水產類		
魚類		
土附（沙塘鱧）	海鱔	鰱魚
石斑魚	馬鮫魚	鱅魚
竹魚（野鯪魚）	黃鯝魚（黃尾鯝）	鱒魚
河豚	鲃魚（青魚）	鱔魚（黃鱔）

長蛇鯔（神仙梭、細鱗丁、丁魚）	日本蟳（鋸緣青蟹、蝤蛑）	鯇魚
海鰻		

甲貝類		
干貝（江瑤柱）	蚶	蝦（河蝦）
淡菜（青口、貽貝）	對蝦（海蝦）	龍蝦

其他		
百花錦蛇（百花蛇）	海螵蛸（墨魚介殼）	百步蛇
海燕	眼鏡蛇	

奶蛋類
羊乳（羊奶）
鵝蛋

其他		
月見草	茉莉花	溫泉水
月季花	原蠶蛾	蠶蛹
咖啡	陳皮	
玫瑰花	魚油	

調味料類		
大豆油	赤砂糖（紅糖）	乾薑
丁香	砂仁	椒目（川椒）
八角茴香	胡椒	紫蘇葉
小茴香	草豆蔻	飴糖（麥芽糖）
山柰（沙薑）	迷迭香	醋
牛脂	桂皮	檸檬皮
肉豆蔻	桂花	檸檬葉
肉桂	酒	羅勒（九層塔）
花椒	酒糟	酒釀

第6章

藥食同源 進階健康觀

四性五味、歸經與病理的關係

01 中醫講究食物的「質」

傳統的中醫學強調食物的性味特點和功效，著重攝取食物的方法（如烹調方式、進食時間、種類配搭），飲食必須結合個人體質、生理和病理狀態應用，方能達致養生，以獲得健康。

結合中醫傳統食療，加上西醫營養學，才能真正吃得健康！

近年來，西醫營養學越趨強調各類食物的搭配、分量，以及食物分配、烹調法對營養素的影響等，甚至強調身患疾病卻吃錯食物時對身體的影響，以上種種都說明了中西醫在以吃養生、吃對食物這些概念上，有著類似的想法和標準。

本書運用中醫學的飲食宜忌、食物性味和功效等理論，配合西醫營養學的熱量計算、飲食金字塔等概念，是市面上少數以中醫學為基礎，結合西醫營養學的書籍。

我以學習中醫為主，執業多年，同時具有中國營養師的身分，透過臨床經驗實踐，加上中西醫學的理論知識，可以令本書能結合兩者各自的優點，給讀者更全面、完整的養生概念。相信以「中醫為主，西醫為輔」指導養生，是一套完整且適合現代人的飲食方案。

1-1 四性五味使氣血、陰陽趨向平衡

四性（氣）	寒、涼、溫、熱四種屬性，還包括平性。
五味	辛、甘、酸、苦、鹹五種滋味，也包括淡味和澀味。
歸經	十二經脈，心、肝、脾、肺、腎、心包、小腸、膽、胃、大腸、膀胱、三焦經。

吃對性味，配合所需熱量，讓你想瘦就瘦

在中醫學上，飲食性味對於體重變化更扮演著舉足輕重的角色，無論是過胖或過瘦，通常是體質出了問題，因此，當我們配合自身的體格吃對性味、分量，並配合每天所需攝取的熱量，就算沒有特別運動，想要不瘦都很難。

食物的「性味」調和體內陰陽

「性味」一詞涵蓋了「性」和「味」，代表藥物的屬性及滋味，食物也是這樣，而這包括了「四性」和「五味」。其中的「性」又稱為「氣」，是古代通用、沿襲至今的名詞，所以「四性」也就是「四氣」。性和味的作用，既有區別，又有聯繫。運用食物不同的性味，可以調整人體的氣血陰陽，使陰陽趨於平衡，以獲得健康。因此，食物的性味對實現飲食養生非常重要。

四性和五味的關係非常密切，每種食物都有其獨特的性和味，以產生不

同食物的特性。例如**蔥屬於辛味、溫性，辛味可以把體內的熱氣發散出來，而溫性能夠將寒氣發散出來，所以，蔥具有解表發汗、發散風寒的功用；龍眼肉則是甘味、溫性，甘能補益、調脾胃，溫可助陽，所以，龍眼肉具有補心脾、益氣血的功能。**

另外，不同的「性」配合不同的「味」可產生不同的功效。舉例來說，同樣是屬於寒性，**西瓜味甘，甘寒可清熱生津**，而**苦瓜味苦，苦寒則清熱解毒**，兩者具有不同的清熱程度和效果。認識食物的性味，有助選擇適合自己體質的食物，進行養生及治療。

進階研究→四性運用

前章曾經提到四性，就是寒、熱、溫、涼四種屬性，其中又可分為「寒涼」和「溫熱」兩大類對立的屬性。而寒與涼，或溫與熱之間，雖屬同類，但在程度上有所差異，寒比涼更冷，而溫次於熱。若是介於兩大類屬性間，寒涼或溫熱程度不明顯的食物，性質較為平和，可被歸類為「平性」。

在飲食應用時的原則，以「寒者熱之，熱者寒之，溫者清之，涼者溫之」達到平衡為原則。

舉例說，熱型體質的人常出現怕熱、煩渴、口舌糜爛、口苦咽乾、大便秘結、小便短赤等情況，屬性較為寒涼的類別，如西瓜、冬瓜、蓮藕等食物，能緩解或消除這些症狀，改善體內偏盛的熱邪、補充陰液。而寒型體質的人常出現怕冷、四肢冰冷、腹痛腸鳴、疲倦乏力、面色蒼白、大便稀爛、嘔吐清水等情況，屬性較為溫熱類食物，如生薑、牛肉、韭菜等食物，能緩解或消除這些症狀，糾正體內偏盛的寒邪、助陽散寒。至於平性食物，性質平和，不激烈和作用，常用於一般膳食之中，適合大部分人士食用，尤其在藥膳及養生中被廣泛使用，如山藥、黑豆、燕窩等。

進階研究→五味的運用

五味包括辛、甘、酸、苦、鹹五種滋味，除了五種主要的滋味，食物還有淡味和澀味。氣味不明顯的食物，可以歸入「淡味」的類別，但由於滋味不特殊，淡味常與甘味並列；而食物中的澀味則因與酸味有著共同的作用，而常與酸味並列。因此，雖然食物實際上有七種滋味，但習慣上仍統稱為「五味」。

戰國時期的《素問·臟氣法時論》指出：「辛散、酸收、甘緩、苦堅、鹹軟。」清代《珍珠囊》記載：「辛主散、酸主收、甘主緩，苦主堅、鹹主軟；辛能散結潤燥、致津液、通氣，酸能收緩斂散，甘能緩急調中，苦能燥濕堅陰，鹹能軟堅，淡能利竅。」不同的食物滋味具有不同的功能。

五味對食物的配伍亦十分重要，「謹和五味」不但對於人的五臟、氣血等有益，而且對病理也有治療作用，辛味和甘味食物合用可以化升陽氣，甘味和酸味食物相伍能化生陰津，五味調和的好，就可以達到不同的效果。

在食材的應用上，一般以甘味、淡味食物最多，鹹味和酸味食物次之，辛味食物再次之，苦味用得最少。以上所述的食物滋味，《素問·至真要大論》有記載：「辛甘發散為陽，酸苦湧泄為陰，鹹味湧泄為陰，淡味滲泄為陽。」五味有陰陽之分的特性讓我們在選擇藥食時，可以有所參考、依據。

根據中醫學「陽病治陰」、「陰病治陽」的理論，若病人患有熱盛的病，陰液受損，就可以讓他吃屬陰的味道的食物，以滋陰生津；若病人的疾病出現陰證的特點，表現為體內陽氣不足，如怕冷喜暖、口淡不渴、小便清長等，應治陽，予以屬陽的味道的食物，補充陽氣。

當然，除了食物的滋味外，還要考慮屬性和本身的功能，不能單以五味陰陽選擇食物。

食物五味的作用與代表食物

	作用	例子
辛味	發散的作用	可表現在發汗以祛散從外侵襲身體的邪氣，如：生薑和蔥可以解表散寒，芫荽能透發斑疹等。
	促進氣血運行	辛能行，有助氣血運行，如：玫瑰花味辛、性溫，有理氣解鬱、活血散瘀之作用。
甘味	補益作用	雞肉味甘、性溫，能益氣暖胃、補精填髓。
	調理脾胃	山藥味甘、性平，可調補脾胃、養肺益腎。
	緩急止痛	飴糖（麥芽糖）味甘、性溫，蜂蜜味甘、性平，兩者同樣具有補虛緩急的作用，可用於脾胃虛弱的腹痛。
酸味	收斂作用	能止汗、止渴、止瀉、止咳、止男子精洩和女子帶下等。舉例來說，橄欖味甘、酸、澀，能生津止渴，清肺利咽；奇異果味酸、甘，能清熱止渴、和胃；醋味酸、甘，可以活血止血，解毒消滯。
苦味	泄熱瀉火	苦味有泄熱、瀉火的功用，適用於熱型體格或受到熱邪侵襲的情況。 例如苦瓜味苦、性寒，能清熱解暑、明目解毒，對治療夏季因氣候炎熱而積熱氣在體內形成的痱子有明顯幫助。
	燥濕的作用	例如芹菜味辛甘微苦、性涼，能清熱解毒、祛風利濕。苦能燥濕，長期進食苦味食物，不但容易損傷陽氣，也會耗傷人體的陰液，在吃的時候需要多加注意。

	作用	例子
鹹味	下降的傾向	有些具有苦味的食物性質偏溫，就沒有瀉火的作用，如杏仁。杏仁具有苦味下降的傾向，能祛痰止咳、降氣平喘、潤腸通便。
	軟堅散結	昆布、海帶、鱉甲等有軟堅散結的作用，可用於頸部淋巴結結核（瘰癧）、痰核、腫塊。
	潤下通便	淡鹽水、海蜇、海參等能滋潤腸道以通便，可用於大便燥結難排。
	滋陰補腎	海參、豬血、栗子、鴨肉均能養血、止血，滋補心臟或腎臟。
淡味	滲濕的作用（通利小便）	淡味滲濕，可以使濕濁的邪氣從小便排出體外，可用於濕盛或水氣為患之病證。冬瓜味甘、淡，性微寒，能清熱利尿，主治水腫脹滿、淋病、暑熱煩悶、消渴等疾病。而薏米味甘、淡，性微寒，能增強脾胃功能、清熱除濕，主治水腫、小便點滴不盡、腹瀉。
澀味	固澀的作用	與酸味一樣，有收斂固澀的功能，例如核桃味甘、澀，性溫，能滋補腎臟，可用於頻尿、遺尿、遺精及長期的咳嗽、容易氣喘等症狀。開心果味辛、澀，性溫，可溫腎暖脾，有助脾陽虛的泄瀉。

1-2 歸經對身體的特殊功能

「經」指經絡，是運行氣血、聯繫臟腑、體表及全身各部的通道，是人體功能的調控系統。

歸經：食物與藥味對臟腑功能系統具有選擇性的作用趨向

歸經就是食物和藥物對某一或某些臟腑功能系統有特殊或選擇性的作用趨向。歸經與性味同樣是人們長期從臨床療效觀察中歸納出來的，例如：同為寒性藥物，都具有清熱作用的食物中，龍膽草就歸膽經，有治療「膽」的病症的功效，而黃芩偏於清「肺」熱，黃連偏於清「心」熱；再如同一帖補藥，也有補肺、補脾、補腎的不同傾向。

歸臟，是在歸經理論上衍生出來的，兩者有著密切的關聯。按照經絡理論中「絡臟腑」的關係，歸屬哪經的藥食，也歸屬與其所絡屬的臟腑。如肺經與大腸經相關聯，主歸肺臟，兼絡大腸。

林醫師診療室

我曾經遇過一個病例，一位平時氣短的獨居老人經常出現便秘，長期服用通便藥，效果不明顯，他的大便看起來偏軟，但每次大便都要使勁用力，大便後更是大汗淋漓。由於患者無法自己煎藥，所以，我建議他長期食用補肺氣的食材，一個月後，老先生告訴我，他已經可以如廁，不再使用通便藥了。

食補時，除了歸經外，還要選對四性五味等特性，才能補得全面

不過，疾病是複雜而多變的，一個病證往往與多個臟腑相互聯繫，而某一臟腑病證的發展轉歸，一定會受到其他臟腑的影響。因此，針對某一臟腑病證選用藥食，不能單單選用歸該經者，還必須根據臟腑關係的特性來選擇。

此外，在應用藥、食物的時候，除掌握食物的歸經外，也要同時重視食物的四氣、五味、補瀉等性質，才夠全面。因為某一臟腑經絡發生病變，可能有的屬寒，有的屬熱，也有可能有的屬實，有的屬虛，不能因為重視歸經，而將能歸該經的藥物不加區分地應用。

《黃帝內經》更早已記載了五行和五味與臟腑經絡的關聯，如「酸入肝」、「苦入心」、「甘入脾」，指出只要是酸味的藥食是入肝經，苦味藥食則入心經，甘味入脾經等。觀察臟腑經絡所表現的症狀，並掌握食材的性味、歸經和其他特點，以人為本進行辨證施膳，才能更有效地攝取食物的營養、調養身體，達到全面的健康。

五味的歸經與歸臟

五味	歸經	歸臟（腑）
酸	肝經	肝（膽）
苦	心經	心（小腸）
辛	肺經	肺（大腸）
甘	脾經	脾（胃）
鹹	腎經	腎（膀胱）

備註：以上歸納，對部分藥物和食物是符合的，但也有很多時候與實際情況並不一樣，不能將上述規律公式化。

1-3 飲食的禁忌

飲食禁忌，或稱忌口，是指在某種狀態下某些食材不能食用，否則會導致臟腑功能出現下降，甚至引起疾病。中一家認為不同的食物性味均有差異，儘管都有營養功能，沒有烈毒性，但因誤用或濫用，仍會產生不良反應，故在體質變化和患病的情況下，還是要根據歷代醫家和民間的經驗，注意不能一起用的食材。

患病時的禁忌

患某些疾病時，某些食物是不宜食用的：

❶ 患熱性疾病時，應忌食辛辣、油膩、煎炸食物。

❷ 寒性病應忌生冷瓜果、清涼飲料。

❸ 心血管疾病患者忌食肥肉、脂 、內臟、菸酒。

❹ 肝陽上亢而頭暈目眩、煩躁易怒者，忌食胡椒、辣椒、大蒜、白酒等辛熱助陽的食物。

❺ 黃疸脅痛者，應忌動物脂 、辛辣、菸酒等刺激品。

❻ 脾胃虛寒者，忌食油炸黏膩、寒冷質硬、不易消化的食物。

❼ 腎病水腫應忌食鹽、鹼過多和酸辣太多的刺激性食物或是植物性蛋白質。

❽ 瘡傷、皮膚病患者應忌食魚、蝦、蟹等腥羶發物及辛辣刺激性食品。

配食的禁忌

有時為了提高某方面作用，的確是可以運用食物搭配，使效果更好，如羊肉和生薑合用，能增強溫陽驅寒之力，緩解虛寒腹痛；豬肝與菠菜配合，能加強補血效果。

不過，有些食物則不宜在一起同食：

❶ 豬肝忌與蕎麥、豆醬同食，容易引發痼疾，也不宜與魚、肉同食，否則易有癰疽（發生在皮膚與皮下組織之間的膿傷）

❷ 蜂蜜不宜與生蔥、萵苣同食，容易引起腹瀉。

❸ 鴨肉不宜與木耳、胡桃、豆鼓同食。

❹ 豆腐不能與菠菜、空心菜同煮服用。

❺ 柿子不能與牛乳同時食用。

1-4 食物的分類

在中醫學裡，食物基本分為五大類別：五穀、五果、五畜、五菜和其他類。

五穀

涵蓋了穀類食物（如大米、糯米、小米、小麥、燕麥、蕎麥等）和豆類食物（如黑豆、黃豆、綠豆、扁豆、眉豆等）。**穀物中大多數性味甘平，少數性味偏涼或偏溫，有強壯益氣、健脾和胃、充養肌肉等功效**，病人或體質虛弱的人應按照自己的情況注意使用，合理配搭，達到陰陽平衡。

五果

包括水果和乾果，一般具有養陰生津、清熱除煩、消食開胃、潤腸通便的功能，**可改善人體陰液不足、津傷煩渴、食慾不振、腸燥便秘等症狀**。其中，含水分較多的植物果實為水果，如梨、西瓜、橙等，功效多以潤燥生津為主。外有硬殼而水分含量較少及曬乾的水果，如桂圓等，則多具有補虛的功效。

五菜

泛指所有蔬菜，可分為瓜茄類、根莖類、莖花葉類、食用菌類等，種類繁多。根據種類和食用部位的不同，蔬菜的性味也略有不同，**當中大部分性味偏於寒涼，少數蔬菜性質偏溫，如辣椒。蔬菜類食物具有消食開胃、清熱生津、和中健脾、通利二便**的作用。

五畜

畜肉類

畜肉類是人工飼養的牲畜動物及野生獸類動物的肉和內臟器官，如豬、牛、羊肉。**畜肉性味以甘、鹹、溫為多。甘能補，助陽益氣；鹹入血分、陰分，可益陰血，溫能祛寒**。適用於先天、後天不足或諸虛百損之人。

禽肉類

禽肉類是人工飼養的鳥類食物，如雞、鴨、鵝、鴿、鵪鶉等。禽肉類食品肉質細嫩、營養豐富，比畜肉更容易被消化吸收，病後、產後以及老幼皆宜。**禽肉類食品以甘味、平性較多，其次為甘溫。其中，甘平益氣，甘溫助陽，甘淡具有滲濕通利的作用。**

奶蛋類

奶蛋類是奶類食品和蛋類食品的總稱。此類食品營養豐富，易被消化吸收，尤其對嬰幼兒的生長有重要作用。奶蛋類多為潤燥或補益的食物。

其他

水產類

水產類包括魚類（淡水魚、海水魚）、甲殼類及其他。一般認為，**淡水魚中的鱔魚和有鱗片的魚屬於性平或略偏溫，適合體質偏寒的人**；而**無鱗魚性平偏涼，適合給體質偏熱的人吃。**甲殼類中的**龜、鱉更是滋陰佳品，適合陰虛火旺體質的人食用。**

調味料

調味料對食物的色、香、味、質等風味特點扮演著重要的調配作用，常用的有食鹽、胡椒、桂皮、檸檬葉、蜂蜜、糖、醋等，一般使用量較少。調味料還具有祛除食材異味、增添食物色澤、增加食物營養、延長保存期、增進食慾、促進消化吸收等功能。其中的丁香、八角茴香、赤砂糖（紅糖）、肉桂等，性味辛溫，可溫中散寒、溫中止痛。

02 養生六宜：講究陰陽、年齡、四季、南北與節度

飲食原則是建立健康飲食習慣不可或缺的指導，人體與食物及自然環境相互影響，身體的機能狀態也會不斷變化，在進食的方法和食物的選擇等方面，必須適時調節。傳統的飲食原則可分為六個方向：飲食有節、配伍合理、因人制宜、因時制宜、因地制宜、注意飲食衛生。

飲食有節：搭配比例要合理

節，就是節度與節制，也就是日常飲食需要有規律，古代的《長生秘訣》這本書中，提出並論證了飲食六宜：「食宜早些，食宜緩些，食宜少些，食宜淡些，食宜暖些，食宜軟些。」

按照「飲食六宜」進食，是古代人的長生秘訣

	飲食六宜	具體規律
早	進食時間	• 定時 • 在適當的時候進食，使吃進的食物能充分被消化吸收。 • 不宜在深夜進食
緩	進食速度	• 充分咀嚼食物，不應過急。
少	食物分量	• 早餐可以吃得飽一點，午後就應該少吃一些，而晚上的進食量應該最少。 • 進食足夠的食物，因為飲食攝入不足、缺乏營養，會造成氣血生化之源缺乏，使身體產生各種疾病。 • 不宜過飢、過飽 • 不應暴飲暴食
淡	食材選擇	• 飲食清淡 • 葷素搭配，營養均衡。 • 五味調和，適應時節。
暖	冷熱注意	• 冷熱適中，生冷的食物容易損傷脾胃及肺臟，多食易導致中焦積冷或引起上呼吸道的疾病，而食物過熱則易損傷消化道。
軟	食物質地	• 質地宜軟，容易消化；不宜過硬，以免傷害胃腸健康。

配伍合理：因食物的屬性調整

古代醫家早已對飲食配伍提出整體均衡的概念，直至現在仍具有十分重要的參考作用。

飲食配伍的原則

配伍範疇	簡介
體質	中醫的膳食結構沒有嚴格的分量和比例規定，但必須有合理的搭配和用餐次數，每餐應包括穀物類、水果類、蔬菜類和奶肉類等。
體質	食物四性和五味的調和能達到不同效果。若有偏嗜，可能會導致身體不適。
體質	以「補其不足，損其有餘」的方法，促使身體恢復陰陽的協調平衡。陰陽偏衰出現的是虛證，整體的治療原則是「虛者補之」，即補其不足，如陰寒體質，適宜食用溫熱補益類的食材，對生冷寒涼類的食品，應慎食或禁食。陰陽偏勝形成的是實證，整體的進食原則是「實者瀉之」，即損其有餘，如陽熱體質，適合吃些清熱瀉火類的寒涼食材，對燥熱助火類食品，應該要慎食或禁食。

因人制宜：因人調整

中醫學強調個體化，飲食的選擇與個人的體質、性別、年齡、生活習慣等有密切關係，不同人群的飲食和養生方法也有不同。

不同的人應該要有不同的飲食特點

	體質與人群	飲食特點
體質	九型體質	根據體質寒熱屬性等特點，選擇合適食材，例如：陽虛忌寒涼，宜溫補；陰虛忌溫熱，宜清潤滋補等。
人群	嬰幼兒	嬰幼兒的臟腑嬌嫩、尚未發展成熟，飲食宜平淡，性味不適合過偏，也不適合吃太多。
	老人	老人體質虛弱，脾胃功能低下，不宜大量進補，應該少量多次分服。
	婦女	「女子以血為本」，飲食應以補陰、補血為主，月經期前後更是忌吃生冷。

因時制宜：因季節調整

中醫學認為，人是整個物質世界的一部分，跟自然環境是一個整體。人體五臟的生理活動，必須適應四時陰陽的變化，才能與外界環境保持協調平衡。因此，在飲食配搭的過程中，都要考慮「春生、夏長、秋收、冬藏」的自然時序，以及「**春應肝而養生，夏應心而養長，長夏應脾而養化，秋應肺而養收，冬應腎而養藏**」的中醫養生原則來順應四季養生，才能改善體質和符合養生的方法。

四季該有的飲食要點

飲食要點	飲食要點
春季	春季是陽氣開始生發的時候，不適合吃太多油膩、煎、炒、動火的食物，應**選一些清淡甘涼的食物，以免積熱在身體裡**。
夏季	到炎夏季節，常會有暑熱兼濕的氣候，這時的皮膚、毛細孔為了排泄幾乎全開，汗也流得比較多，使人很容易愛吃生冷。由於**吃太多寒涼的食物會損傷脾胃**，因此在炎暑之季，切忌過食生冷。同時，不可以吃太多油膩厚味的食物，**飲食應該以甘味、涼性、少油為主，以達到利濕清暑的效果**。在盛夏季節，即使平常屬於陽虛體質，常服人參、鹿茸等溫補的食物，也應該注意節制。
秋季	到了秋季，氣候逐漸涼爽而乾燥，肺臟的氣比較旺盛，加上皮膚和毛孔開合欠缺肺的滋養。秋季的致病有容易犯肺和易乾燥兩類特點，所以**在平補的基礎上，再配合生津養液的食物**。
冬季	冬天氣候寒涼，人體收斂潛藏，這時五**臟屬腎，適合溫補**，寒涼的食物在這個季節就很不適合了。

因地制宜：因地理環境、氣候調整

台灣雖然地小，但因為處於亞熱帶，且地形複雜，各地的氣候變化、差異很大。由於不同地理環境的氣候條件及生活習慣不同，人的生理活動和病變特點也有區別，因此選擇飲食時，應具針對性。

地區	飲食特點
北部	冬季盛行東北季風時，因迎風且多山脈，故東北部時常陰雨連綿，氣溫較低，可適當進食一些溫性和具祛寒濕之氣的食物，例如生薑。 夏季台北市因盆地地形，不易散熱的關係，氣溫較高，居民宜多進食清熱消暑的食物，例如冬瓜。
南部	冬季盛行東北季風時，因背風側而地勢平坦，西南部可見天晴乾燥，氣溫相對較高，可以適當進食一些平補滋潤之品。

注意飲食衛生

俗語說：「病從口入」，飲食欠缺衛生可能會造成疾病，危害健康。要做到飲食清潔，除了清洗食物、煮沸加工之外，也必須注意到食物腐爛變質、病毒損害等。

食物及環境衛生都會影響身體健康

	具體應用
食物衛生	不宜進食腐壞或有異味的食物。張仲景在《傷寒雜病論．禽獸魚蟲禁忌》中早已談到：「諸肉及魚，若狗不食，鳥不啄者，不可食之；肉中有朱點者，不可食之；穢飯、餒肉、臭魚，食之皆傷人。」
環境衛生	情緒波動、思慮過度、環境惡劣和不良習慣（如吃飯時看書、發怒、憂鬱或大聲講話）等因素，都會影響食慾和消化吸收。應保持良好和衛生的環境，如安靜的環境、乾淨的餐桌及輕鬆的音樂等。

第 7 章

食療問答教室

Q & A

備註：本章病例為林醫師的患者，診療方式僅供參考，須結合患者體質的實際情況， 如有不適症狀，應咨詢當地專業的註冊中醫師。

從坊間很多不同報導發現，同一種食物有不同的性味、功效和主治，是報導出錯嗎？

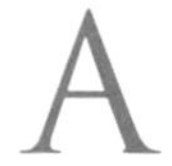

同一種食物的性味、功效和主治會出現不同的解釋，歸納幾點可能的原因如下：

❶ 因年代、時間、地域、對食物的稱呼等因素，不同古籍對食物的記載會有所出入。

❷ 坊間資訊或各類古籍承傳時記載出現錯誤，導致有所差異。

❸ 某些食物具有雙向雙性作用，生食與熟食會有不同的性味、功效和主治。該作者並未參考適合的古籍文獻，只根據個人經驗分享，或在無根據下提出見解出現偏頗。

我們必須客觀地認識食物，除了參考古籍文獻，也應該要結合醫師臨床經驗，作出因人、因地、因時的適當結論。本書主要以《中藥大辭典》作為準則和參考依據，結集了歷代古籍文獻，經許多專家教授審訂，可信度較高，內容也較貼近現代情況。

有些新品種的食物，
如果古籍沒有記載，怎麼辦？

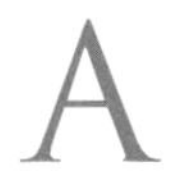

對於一些新品種的食物，可以用以下對照的方式認識：

❶ 搜集相關食物的資料，包括外觀、食用部位、味道、質地等。

❷ 透過已有原理來評估，例如一般情況下，**黑色入腎、黃色入脾，質硬色深而水分少的食物通常偏溫燥**，而**質軟色淡、水分多的食物通常偏寒**等。

❸ 參考營養學的資訊，結合食用後身體出現的感覺和反應，便可為食物的特點作出簡單判斷。

❹ 經過許多人的實際臨床反映，長期追蹤觀察，才能對該新品種的食物有較全面和可靠的認識。

❺ 日常生活中，對於未確定性味和作用的食物，不要一次大量吃或進食過於頻繁，並應觀察進食後的反應。

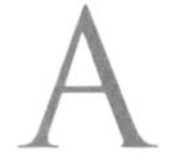

我是陽虛體質，是不是每天都要吃補陽的食物？怎樣才算足夠？

A

不一定。短期內多進食補陽食物，對陽虛體質是有幫助的。但應注意的是，飲食原則並非不可變更的教條，人的體質會不斷變化，要密切觀察身體情況，以免過量進食補陽的食物，引起陽熱過盛的情況。

透過飲食補陽的方法很多，除了**單純進食補陽食物外，以比重較多的溫熱食物配上少量偏涼食物**，或者**補陽食物配合一些清潤或滋陰的食物，都能避免燥熱或虛火**，以達到扶陽而不傷陰的效果。另外，配合適當烹調方法進食平性食物為主，偶爾吃些補陽食物，都是可行的方式。

其實，很多人都並非單純陽虛，常有寒熱夾雜的情況，因此，應該根據身體陽虛情況和耐受性才決定方法。

其他體質的人在飲食上，原理也一樣。體虛不一定要積極地進補，飲食養生不需要操之過急，持之以恆才是正確且十分重要的觀念。

此外，定期運用九型體質量表進行評估，了解體質的變化和改善情況，便知道補陽的程度是否足夠。

我是氣虛體質，聽說馬鈴薯有補氣的作用，可以每天大量吃馬鈴薯嗎？

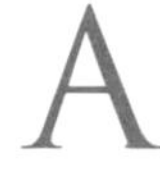

不可以！馬鈴薯味甘性平，的確能補氣、和胃健中，但任何食物都有宜忌。若吃了大量的馬鈴薯，補氣補過頭，可能會形成氣滯不暢，引起胃脘不適，肚腹脹滿不適滿的情況。再者，若吃太多，食物會滯留在脾胃中，脾胃功能被削弱，也達不到補氣之效。為顧及脾胃，應注意不要每天大量吃馬鈴薯。

能健脾益氣的食物還有很多選擇，例如栗子、番薯、番薯葉、山藥、豆角、蘑菇、雞肉、豬肉等。每種食物都有不同的性味和作用、特點，**多元化的飲食配搭能避免因食物的某些偏性和作用過頭**，引起身體不適。而在補氣過程中，**可配合一些具有行氣作用的食物，例如洋蔥、佛手瓜、陳皮、韭黃等**，避免氣機滯留在體內，使補氣效果得以加強。

營養師叫我多吃奇異果，但吃了後，胃脘部時常感到不適，有醫師說我不能多吃，究竟我要多吃還是少吃？

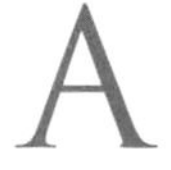

奇異果含有豐富的纖維素和維他命 C，能抗癌、抗疲勞、降血脂、延緩衰老，對身體十分有益，但需要注意的是，奇異果味甘酸，性寒，脾胃虛寒的人食用需要較謹慎。

不論任何食物，重要的是進食後沒有任何不適，因此，建議參考醫師的觀點，待脾胃功能改善後，才適量進食奇異果。

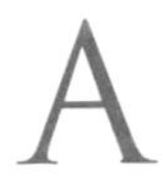

我的朋友給我很多偏方，說大量生吃蔬菜，可以排毒消脂，是真的嗎？

A 不一定。中醫對食物的研究，如性味、歸經等，有著嚴密的系統結構，民間偏方並非專業人士的說法，經常單純地強調好處，忽略了適應證和飲食注意，若胡亂和盲目使用與體質不相配的方式，不但沒有效用，甚至可能對身體造成危害。

首先，如果要生吃蔬菜，應注意品質和衛生、適當處理，否則菜上的寄生蟲或大腸桿菌有可能直接對身體造成傷害。此外，由於**大部分日常食用的蔬菜都偏於寒涼，若大量生吃，容易損傷正氣**，即使體重減輕、血脂下降、短期內大便通暢，也不一定是健康。熱型體質的人或許能有效果，但其他人則未必有明顯效果，長久下去，更可能影響健康。因此，建議在選擇蔬菜時，須要留意、了解蔬菜的性味特點，配合體質、保護脾胃，顧及全面情況。

其實，根據中西醫均衡飲食原則，加上適當作息和運動，就已經能建構健康、健美的機體，避免毒素和脂肪積聚在身體裡了。

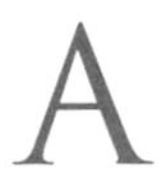

有人說生大棗有益，請問生和熟有分別嗎？

A 有。生大棗水分較多，補益之力較弱，富含維他命 C，日常可當做水果食用，其粗纖維豐富、較難消化，必須充分咀嚼後再吞食。熟大棗水分少、糖分多，甘甜味重，溫補養血之力強，較易消化吸收，可以用來補益脾胃。

Q 有人說蓮藕性寒，
也有人說蓮藕溫補，到底是寒是補？

A 兩種說法都是對的，因為蓮藕具有雙重性味及作用。在《本草經疏》裡記載：「藕，生者甘寒，能涼血止血，除熱清胃……熟者甘溫，能健脾開胃，益血補心……」《本草滙言》也這麼說：「生食過多，不免有動冷氣，不無腹痛腸滑之虞耳。如煮熟，食能養臟腑，和脾胃。」生蓮藕味甘性寒，能清熱生津，涼血散瘀止血。但經過久煮或徹底煮熟後，清熱作用會大幅減低，藥性由涼變溫，增加益胃健脾、養血補虛的作用。經過歷代飲食經驗後發現，「生藕寒，熟藕溫」的說法確實正確。

Q 有醫師說我「寒底」，有醫師則指我「熱底」，而我在九型體質量表中，寒型和熱型都各有 5 個 ，想請問我應該吃什麼？

A 由於體質會因應不同年紀、氣候、環境、生活習慣、疾病等有所變化，所以兩位醫師出現不同的見解未必有對錯之分。從九型體質量表評估得出複合性體質，是屬於較為複雜的，建議定期進行九型體質量表測試、觀察體質變化，同時儘量進食性味平和的食物為佳。如有進一步的疑問，可諮詢專業的中醫師。

Q **最近檢查發現血脂異常，中醫師叫我多吃木耳，營養師叫我多吃燕麥，我應該聽誰的？**

A 現代藥理研究顯示，木耳和燕麥均具降血脂的作用。其中，木耳偏於寒涼，身體較寒且容易拉肚子的人在吃上要比較謹慎，燕麥則性味甘平，但臨床上也曾經有些人進食後覺得胃腸道不適。因此，建議根據體質選擇合適的食物，或交替食用，且不宜長期多吃。若吃了以後有任何的不適，都應該要減少進食的分量及次數，或是可以配合其他溫性食物烹煮，根據體質作出適度調整。

此外，**有很多食物具有不同程度的降血脂功能，如偏溫熱的洋蔥、山楂、鮭魚，偏寒涼的綠豆、芹菜、竹笙、決明子，還有較平和的黑豆、冬菇、南瓜，都是可以選擇的食物。**

Q **朋友說多吃素菜有益，從中醫角度看，素食真的健康嗎？**

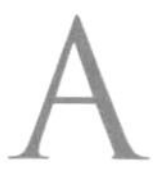

素菜是健康的，但必須配合體質。再者，市面上很多素食產品，是人工合成製品，有很多調味料、色素和添加劑，多吃無益。同時，體質虛寒人也要注意，少進食性質寒涼的蔬菜，並注意選擇合適的素菜及配搭食物以驅除蔬菜的寒涼之性。

Q **醫師叫我不要吃寒涼食物，如果把寒涼食材加熱吃，是否可以減少寒性？**

A 是的。透過加熱吃，在一定程度上可以減少食物的寒涼之性，尤其運用不同的烹煮方法，有助使寒性減低，詳情可參考本書的「烹調法」部分。對於寒型和陽虛體質人士，寒涼食物還是少吃比較好，且應該配搭溫熱性食物，使膳食的整體性質更適合身體。

Q **民間很多飲食宜忌，可信嗎？**

A 民間流傳的飲食宜忌，經歷千百年反覆驗證，部分是真實的，但也有部分欠缺根據，或以訛傳訛、出現誤差，所以，可以當作參考，但不能盲目盡信，以免被誤導。相對而言，民間所傳的醫學書籍及相關專著還比較準確、可信些。建議先了解個人體質後，才選擇食物，並參考可信性高的書籍和文獻記載，以及專業中醫師的意見。

Q **中醫學認為藥食同源，中藥有常用分量規範，那麼食物的分量如何計算？**

A 食物的使用分量並無固定，應該根據體質及食物配搭選擇合適的分量，如有疑問，建議先從少量開始食用，不要過量攝取。另外，可參照本書中，由現代營養學編訂的食物分量比例，安排合理的膳食。

Q **有人說荔枝核有疏肝理氣的作用，可以直接整顆吞服，真的嗎？**

A 不可以。如要食用，**可以取 6 至 10 克荔枝核，原粒或經搗碎後，以開水煎煮 30 至 45 分鐘，把渣濾掉後再飲用**，也可將荔枝核烘乾後磨成粉末，取 1.5 至 3 克，用沸水沖泡，加蓋待約 10 分鐘後服。不可以整顆吞服，避免窒息意外。

荔枝核味甘、微苦，性溫，歸肝、腎、胃經，具有理氣止痛、祛寒散滯等功能，若生食可用於肝鬱氣滯的胃脘疼痛，製成中藥飲片後可主治疝氣痛、睪丸腫痛、胃脘痛、痛經及產後腹痛。荔枝核應該要當做中藥來使用、認定，要先詢問醫師，千萬不可以胡亂應用。

Q **醫師囑咐我戒口，除了生冷、寒涼、燥熱、煎炸、油膩、甜食、辛辣、濃味食物外，還有許多食物都不可吃。真的一點都不可以吃嗎？**

A 戒口的程度及食物種類與當下病情或證情發展有關，你可先向中醫師諮詢身體情況，並參照本書，在了解個人體質後，選擇合適的食材，互相搭配，並使用合適的烹調方法，自然可以吃得健康。

其實，戒口的定義並非長期戒食，只是短期戒食或少量食用。從上述可見，戒口的大原則可概括為八個字「飲食清淡，陰陽平衡」，所以，**可多選擇平性的食物，只要搭配得宜，無論是偏涼或偏溫的食物都可以食用**，但注意不要每次大量進食某種偏性食物，應該結合生活需要及環境情況。舉例來說，在大熱天工作時，陽虛體質的人適量吃些性寒的西瓜也沒關係，但平日就要盡量避免。

不過，要注意的是，由於都市人生活習慣及環境影響，體質比較複雜，經常虛實寒熱錯雜，對於煎炸、油膩、辛辣、濃味等食物，一定要適可而止。

Q **我已經長期服中藥調理身體，但感覺不到體質有任何改善，飲食習慣真的會影響身體嗎？**

A 是的，因為食物的性味及功效有一定程度會作用在身體上。舉例來說，虛寒體質的人如果經常進食寒涼食物，即使服用大量調補藥材，藥效也會被消除，反之亦然。偶爾吃些不符合體質或與中藥藥性不配合的食物，對身體的影響不會明顯，但若長期這樣，損傷不斷累積，不但浪費時間和心思，對身體的影響也會很大。

因此，建議參考醫師的意見，執行能配合治療及適合體質的飲食方案，試行一至兩個月後再作檢討、改變。相信假如真的是因為飲食習慣不良導致療效不佳，必定會獲得很大的改善。

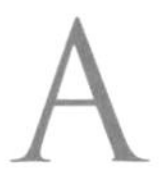

我經常需要外食，餐廳的食物基本上已搭配好，而且調味料多，我應該如何選擇合適自己的食物？

A 首先，可以在點菜時，儘量選擇一些油分及調味料較少的烹調方法，如蒸、煮、白焯等，並要求餐館「少油」或「少鹽」等。對過於濃味的食物，也可以先用熱開水稍作沖洗。

另外，外出用餐時，可留意以下幾點：

❶ 每餐盡可能應用中醫飲食原則，選擇合適自己體質的烹調方法。

❷ 在無可選擇的情況下，吃了與體質不符的食物，可在用餐後配搭合適的水果，並多喝暖水，或在另一次用餐時，注意食物性味的平衡，協助消除該次餐點的飲食偏性，但不應過寒或過熱。

❸ 避免冷飲、多糖分的飲料及含味精的湯水。

❹ 避免進食「垃圾食物」。

❺ 千萬記得，別吃得太飽。

Memo

Memo

Memo

體質調理飲食法：中醫的日搭餐
黃金比例吃出平衡好健康

國家圖書館出版品預行編目（CIP）資料

體質調理飲食法：中醫的日搭餐
黃金比例吃出平衡好健康
林家揚著 .-- 初版 . -- 臺北市：風和文創，2023.04
面；17 X 23.4 公分
ISBN 978-626-96428-4-7（平裝）
1.CST: 中醫理論 2.CST: 食療 3.CST: 養生

413.98　　111022409

作　　者　林家揚
編輯委員　黃素娟／黃曉晴／李杏曜／張永達／葉碧群／周正心／羅　昉／余嘉玲／袁穎聰／蕭至健／謝慧敏／文慧儀／文俊傑
封面設計　楊雅屏
總 經 理　李亦榛
特　　助　鄭澤琪
副總編輯　張艾湘
出版公司　風和文創事業有限公司
網址 www.sweethometw.com.tw
公司地址 台北市大安區光復南路 692 巷 24 號 1 樓
電話 02- 27550888　傳真 02- 27007373
EMAIL sh240@sweethometw.com

台灣版 SH 美化家庭出版授權方公司
IESG
凌速姊妹（集團）有限公司
In Express-Sisters Group Limited
地　　址　香港九龍荔枝角長沙灣道 883 號
億利工業中心 3 樓 12-15 室
董事總經理　梁中本
電子信箱　cp.leung@iesg.com.hk
網　　址　www.iesg.com.hk

總 經 銷　聯合發行股份有限公司
地址 新北市新店區寶橋路 235 巷 6 弄 6 號 2 樓
電話 02-29178022
製　　版　彩峰造藝印像股份有限公司
印　　刷　勁詠印刷股份有限公司
裝　　訂　祥譽裝訂股份有限公司

定　　價　新台幣 480 元（兩冊合一）
出版日期　2023 年 4 月
PRINTED IN TAIWAN 版權所有 翻印必究（有缺頁或破損請寄回本公司更換）